ずぼらや

瞬食ダイエット

つくりおき & 152

スピード 10分おかず

松田リエ

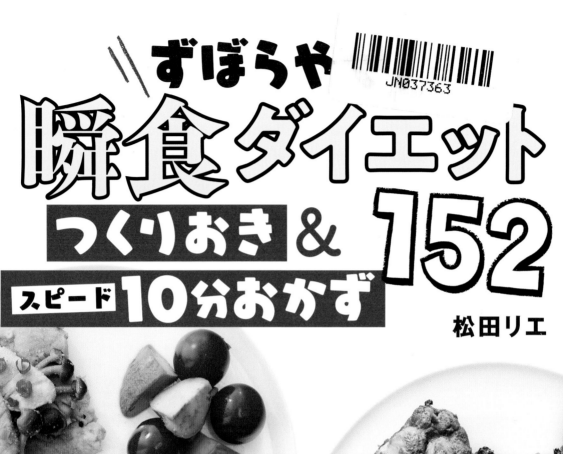

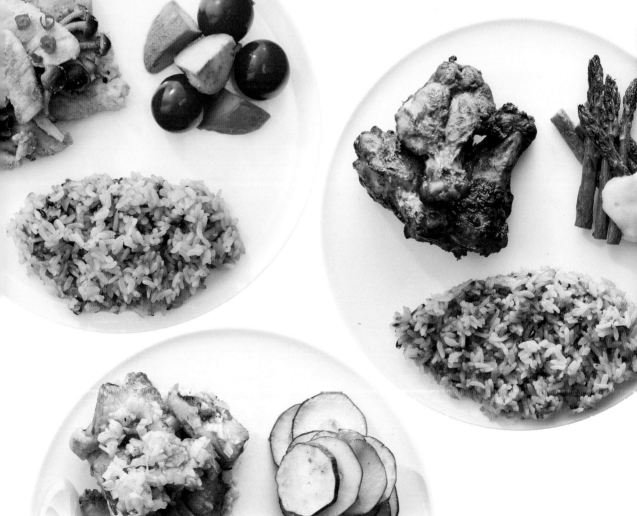

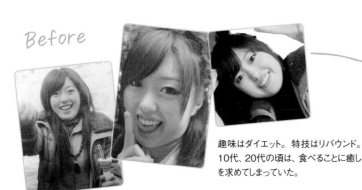

Before

After

趣味はダイエット。特技はリバウンド。
10代、20代の頃は、食べることに癒し
を求めてしまっていた。

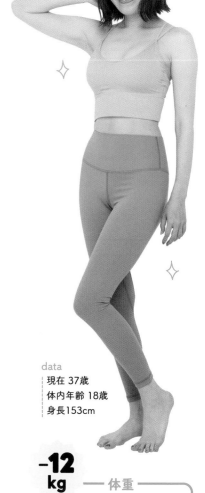

data
現在 37歳
体内年齢 18歳
身長153cm

-12 kg —— 体重
53kg ➡ 41kg

-10 % —— 体脂肪率
31% ➡ 21%

妊娠中
10kg増えた体重も
20日で元通り!

はじめに

　小学5年生から始まったダイエット人生。無謀な食事制限、ハードな運動、高価なエステやサプリなど話題になったダイエット法はひと通り試しました。髪も肌もボロボロで、いつもイライラしているから、人間関係もうまくいかない日々……。

　転機は看護師から予防医療の保健師に転職し、多くの人の食事指導を始めたことでした。身体と栄養の勉強を続け、辿り着いたのが「3食しっかり食べるダイエット」。1年で体重は12kg減り、一生続くように思えたダイエット＆リバウンド生活から晴れて卒業できました。『瞬食ダイエット』でまず変わるのは味覚です。ダイエット前はこってりした濃い味や甘いお菓子を求めていたのに、舌がパタッとそういうものを必要としなくなります。同時に栄養不足だった身体がたんぱく質やビタミンなどで満たされると、脂肪が燃えやすく、食欲もコントロールできるようになります。実は夫も3か月で-10kg、ウエスト-10cmのダイエットに成功。親戚中から心配されていたぽっこりおなかがなくなり、激変しました。

　また、私は昨年末に第二子を出産しましたが、妊娠中10kg増えた体重が産後20日で9kg減り、産後脱毛や肌の荒れ・くすみといったトラブルとも無縁でした。今は体重も体脂肪率も妊娠前の状態をキープし、洋服は5号サイズです。

　2児の母になって、子育てと家事を両立しながら、毎日ごはんを作るのは大変だな……と改めて実感しています。そんな忙しい日々でも、料理が苦手な人でも、瞬食ダイエットを簡単に続けられる方法として、今回はつくりおきおかずとスピード10分おかずのレシピを考案しました。『瞬食』には、すぐ作れる食事、すぐ身につく食習慣というふたつの意味が込められています。

　そろそろ〝ダイエット〟の呪縛から解放されませんか？

松田リエ

瞬食ダイエットとは？

たんぱく質 の メインおかず

×

ビタミンB群 の サブおかず

2大やせ栄養素をセットでとる食事で

一生太らない、「やせ体質」へ!

瞬食ダイエットつくりおき＆スピード10分おかずなら

誰でも飽きずに続けられる!

1章メインおかず＆
2章サブおかずから
好きなメニューを選ぶ
だけでバランス

レンチン!
あえるだけ!
フライパンひとつ!
ずぼらテク満載

休日に「つくりおき」
で、やせおかずを
ストックしておく

平日は「スピード
10分おかず」で
超時短!
つくりおきと
組み合わせて♪

「やせる・きれいに
なる・健康になる」
うれしい3つの効果で
モチベーションUP!

＼ちゃんと食べてスッキリやせた／
瞬食ダイエットの Before → After

心身の不調がなくなったり、きれいになったり、体重の変化以外にもうれしい効果が続々！
食事を見直すだけでスルスルやせる、魔法のような瞬食ダイエットの体験談をご紹介します。

抜け毛・肌荒れ・便秘も解消！夢のコンテストで輝けた！

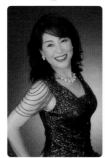

40代 遠藤一枝さん

3か月で
体重 **-5kg**
体脂肪率 **-2.7%**

身長 163cm 体重 63.5kg → 58.5kg 体脂肪率 31.7% → 29%

食べない系の減量で抜け毛や肌荒れ、便秘になり体重も停滞。しっかり食べる瞬食を実践すると、半年落ちなかった体重が3か月で5kg減！ **ミセスコンテストでは地区大会に出場できました。** まわりが更年期症状を口にするなか〝元気、快腸、ポジティブ〟に過ごしています。

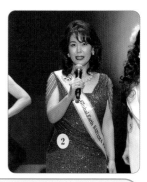

瞬食推しPoint 病気を遠ざけ、必要な栄養をとれる食事が身につく

薬にサヨナラ！ 脂肪肝が消え、血糖値も正常に

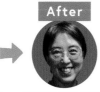
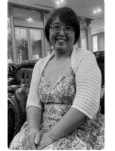
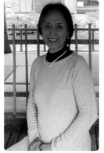

60代 丸山久容さん

1年で
体重 **-14kg**
体脂肪率 **-10%**

身長 162cm 体重 73kg → 59kg 体脂肪率 36% → 26%

息子が好む炭水化物や揚げものメインの食事を続けるうちに、気づけば洋服は17号サイズ。身体が重くて歩けないし、病院通いで薬も飲んでいました。一念発起して食事を改善するとシューッとむくみがとれて体重が大幅ダウン。アラカンですが、運動もつらい食事制限もなく健康的にやせられました。**今は挑戦したいことがたくさんあって怖いもの知らずです！**

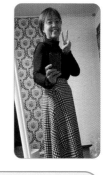

瞬食推しPoint 自分と家族を健康にする食事作りに自信が持てる

日課のスイーツを自然にすんなり手放せた

40代 　大林久利子さん

3か月で

体重 **-7.1** kg 　体脂肪率 **-4.6** %

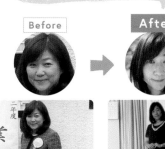

Before → After

身長 153.5cm 　体重 53.7kg → 46.6kg 　体脂肪率 26.3% → 21.7%

栄養士の資格を持っているのでバランスのとれた食事をしているつもりが、食後のデザートは別腹で、ぽっちゃり体型に。瞬食流の食べ方を続けるうちに甘いものへの執着がなくなり、リバウンドもしていません。**栄養の知識をアップデートできて料理の意欲がさらに高まりました。**

瞬食 推し Point 　味覚が改善できて、一生太らない食べ方を覚えられる

大好きだったラーメンライス、フライドポテトと完全決別!

20代 　田口愛恵さん

3か月で

体重 **-6.2** kg 　体脂肪率 **-4.2** %

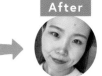
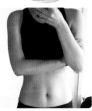

Before → After

身長 160cm 　体重 58.2kg → 52kg 　体脂肪率 29.2% → 25%

以前はジャンクフードが大好きで、カップラーメンは残ったスープにごはんを入れて食べていました。瞬食を始めてからは濃い味や揚げものへの欲求が皆無に! 　**イライラしがちだったメンタルも落ち着き、家族とのケンカがなくなりました。**自分の一生を支える食事です。

瞬食 推し Point 　つくりおきできるから仕事が忙しくても続けられる

自信がみなぎるペタンコ腹&くびれウエスト

50代 　馬屋原佳美さん

3か月で

体重 **-4.2** kg 　体脂肪率 **-4.4** %

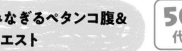

Before → After

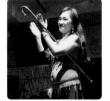
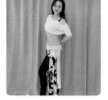

身長 157cm 　体重 59.7kg → 55.5kg 　体脂肪率 34% → 29.6%

ベリーダンスのインストラクターですが、50代になって何をしてもやせずあきらめの境地でした。そんなとき、瞬食に変えたら3か月でウエストがマイナス6㎝! 　友人に「画像加工した?」と聞かれるくらい、あご肉も消えました。**今は大好きなダンスを心から楽しんでいます。**

瞬食 推し Point 　いつも買う材料で始められて、無理なく体重が減る

5

CONTENTS

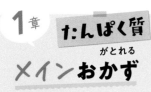

1章 たんぱく質がとれる メインおかず

この本の約束ごと

- 大さじ1＝15㎖、小さじ1＝5㎖です。
- だし汁は和風だしの素（無添加）を湯で溶いたものでOKです。
- 記載の糖質量、たんぱく質量は1人分の目安です。
- 電子レンジは600Wを基準にしています。
  500Wの場合は1.2倍、700Wの場合は0.8倍が目安です。
  機種によって異なるため、様子を見ながら加熱時間を調整してください。
- ＊魚の温め直しは電子レンジ弱（150〜300W）がおすすめです。
- つくりおきレシピについて
  保存期間は目安です。作る環境や食材の水分量によって期間は変わります。早めに食べきりましょう。冷蔵保存の際は、清潔な密閉容器をお使いください。

〈冷凍・解凍方法〉

＊保存袋は冷凍・電子レンジに対応したジッパーつきのものを使用。

料理例	冷凍	解凍
あえもの	保存袋に入れて冷凍	水を張ったボウルに袋ごと浸す または冷蔵室に移して解凍
煮もの・炒めもの	保存袋に入れて冷凍	袋ごと電子レンジ解凍
焼き魚・ソテー	1食分をラップに包んで 保存袋に入れて冷凍	ラップごと電子レンジ解凍 （解凍後オーブントースターで 軽く焼き直すとベター）

2章 ビタミンB群 がとれる サブおかず

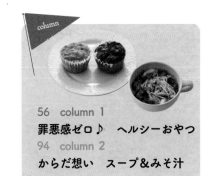

目指せ！
やせ体質
STEP 1

加齢で太りやすくなる理由とは？

若いころと食べる量は変わらないのに、どんどん増えていく体重。
実は、身体の内側で起こる女性特有の変化が原因です。

太る理由
①

〝やせホルモン〟減少で、脂肪をため込む

女性ホルモンのエストロゲンは、脂肪の燃焼を促して内臓脂肪がつくのを防ぐ〝やせホルモン〟。しかしエストロゲンは更年期が始まると急激に分泌量が減るため、脂肪をため込みやすい身体に……。

さらに　血糖値が上がり、脂肪をため込む

食後に血糖値が上がると、インスリンというホルモンが分泌され血糖値を下げようとします。この働きにより、糖はエネルギーとなり消費されますが、余った糖は脂肪に変わり体内に蓄えられます。エストロゲンにはインスリンの働きを助ける作用もあるため、分泌量が減るとインスリンの糖消費も弱まり体脂肪が増えるのです。

太る理由
②

〝基礎代謝〟低下で、脂肪を燃焼しにくい

基礎代謝とは体温維持や呼吸など、寝ているときも自然に消費されるエネルギーのこと。この基礎代謝量が、1日に消費するエネルギー全体の約60％を占めます。加齢により筋肉量が減って、細胞が老化すると基礎代謝量がダウン。脂肪を燃焼する効率が悪くなるのです。

寝ていても消費 **基礎代謝** 約**60**％ ／ 食事 ／ 身体活動による代謝 約**30**％

食事誘発性熱産生 消化・吸収で消費 約**10**％ → 運動 仕事や家事 日常生活

実は間違っていた!? **NGダイエット**

NG | カロリーを減らす 食べないダイエット

→**基礎代謝が落ちて、やせにくい＆太りやすいカラダに**

極端に食事量を減らすと必要な栄養素まで足りなくなり、脳が飢餓状態と判断。エネルギーを節約し、脂肪をため込みやすくなるほか、筋肉量が減ることで基礎代謝も下がり、太りやすくやせにくい身体に変化するリスクが……。また過度な糖質オフは筋肉量を減らし、体内の水分量が低下するため、きれいにやせられません。

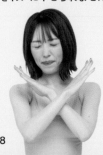

Rie's Comment

「私にも、体重を減らすなら食べないのが手っ取り早いと思っていた時期がありました。たんぱく質をとらないから髪はボロボロ、身体が冷えきって。ダイエットどころではありませんでしたね」

NG | トレーニングを 頑張るダイエット

→**運動によるエネルギー消費量はごくわずか**

1日の消費エネルギーの中で、身体を動かすことで消費されるエネルギーは約30％。しかも、運動で消費される量はさらに少なくなる。運動＝やせには直結しません。（上：帯グラフ参照）

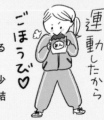

ごほうび／運動したから♡

Rie's Comment

「私自身、運動は大きらい（笑）。ランニングなどは長続きせず、ジムの帰りにご褒美でピザまんやあんまんを食べていました。〝糖分で血糖値が急上昇すると興奮状態になって、また食べたくなる→栄養不足で太る→運動する〟の繰り返し。運動して一時的に体重が減るのは、汗で水分が抜けるだけなんです」

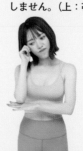

「減らす」より「食べる」瞬食ダイエットにシフトしよう！

たんぱく質＋ビタミンB群で完全やせ体質へ

超効率的にやせるポイントは、筋肉量と基礎代謝をUPさせること。
たんぱく質で筋肉量の維持＆ビタミンB群で代謝UPのエンジンをかけよう！

たんぱく質

筋トレより、食べて〝貯筋〟！
3食たんぱく質で筋肉を落とさない

男性に比べて筋肉がつきにくい女性は、運動よりたんぱく質摂取で筋肉を維持するのが得策。女性は30歳を過ぎると1年で1％筋肉が減っていくと言われています。たんぱく質が不足すると、筋肉が減って糖の代謝が悪くなり、残った糖は脂肪に変換。しっかりたんぱく質をとれば筋肉量は維持され、食後の体温が上がって脂肪が燃えやすい身体になります。

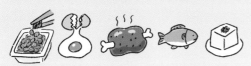

手のひらサイズ×1日3食

たんぱく質は、1食あたり20g。片手のひら分を意識すればOK！ また、食事の時間が6時間以上空いてしまうと筋肉の分解が始まるので、おやつでチーズや豆乳を取り入れるのもおすすめ。

ビタミンB群

三大栄養素「たんぱく質・糖質・脂質」
の代謝を助ける最速エンジン！

たんぱく質に加え、やせ体質に欠かせないのがビタミンB群。人間の身体に不可欠な三大栄養素には、身体をつくる、身体を動かすといった重要な役割がありますが、代謝が滞るとカロリーが余って体脂肪に変わってしまいます。そこで頼りになるのがビタミンB群。たんぱく質はB_6、糖質はB_1、脂質はB_2を一緒にとることで代謝がスムーズに進みます。

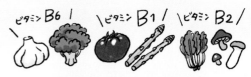

毎食継続して取り入れる

水に溶けやすいビタミンB群は、一度にたくさん摂取しても必要のない分は尿で排泄されます。体内にためておけないので、毎食コンスタントにとるのが大切。

スイーツLOVE＆こってり好きでも大丈夫♪

2週間で脱デブ舌、やせ舌へ

「私はもともとお菓子も麺も大好き！ 20代前半のころは、冷凍室にカルボナーラを常にストックしていました。一方でダイエットサプリを飲んで、スープだけなんて偏った食事をする日もあって、ムリヤリ帳尻を合わせようとしていました。今は、味つけはシンプルに。たんぱく質とビタミンB群がとれるおかずに適量のごはんやパンといった献立にチェンジ。自然と甘いものがなくても平気になり、加工食品は味が濃すぎると感じるようになりました。舌の細胞は2週間で新陳代謝が行われるほど活発。騙されたと思って、まずは2週間お試しを！ 誰でも〝ヤセ舌〟に生まれ変われます」

松田リエさんの食事例　Before ＆ After

	Before　糖質山盛り……		After　たんぱく質重視！
朝	あんバタートースト、ジュース	朝	チーズのせ全粒粉パン、サラダ、目玉焼き、納豆
昼	野菜スープ	昼	卵＆チキン入りサンドイッチ、無調整豆乳
おやつ	チョコレート、砂糖入りコーヒー飲料	おやつ	素煎りミックスナッツ（小袋）、豆乳ラテ
夜	サラダチキンだけ（or夜食にカルボナーラ）	夜	鶏肉のスパイス焼き、小松菜ナムル、雑穀米、きのこみそ汁

本書のレシピで、すぐ〝やせる〟食習慣が勝手に身につく！

瞬食ダイエット 6つのルール

めんどうなカロリー計算や特別な食材は必要なし！
優秀やせ食材を使ったシンプルな献立で、誰でも簡単に瞬食ダイエットを始められます。

1 たんぱく質のおかず＋ビタミンB群のおかずを 好きに組み合わせる

瞬食ダイエットは、基礎代謝を上げることでやせ体質を手に入れる方法。そこで欠かせない二大やせ栄養素が筋肉維持や脂肪燃焼を担う「たんぱく質」と、代謝を助ける「ビタミンB群」でした（P9参照）。1章「たんぱく質がとれるメインおかず」と、2章「ビタミンB群がとれるサブおかず」を好きに組み合わせるだけで、やせ体質に改善する献立の完成！ 難しい栄養計算は不要です。毎食、たんぱく質とビタミンB群をセットでとりましょう。

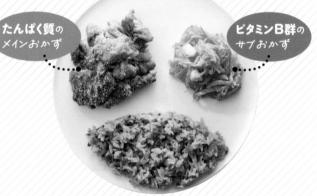

たんぱく質の
メインおかず

ビタミンB群の
サブおかず

2 発酵食品＆ミネラルの力で ダイエットを加速

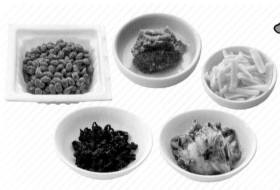

納豆やみそ、チーズ、キムチ、ヨーグルトなどの発酵食品は、腸内にすむ善玉菌の働きを助けて腸内環境を整えます。腸が良好な状態になると必要な栄養がスムーズに吸収され、代謝がアップ。また、海藻や切り干し大根に多く含まれるミネラルは、むくみ解消に効果を発揮！ むくみがとれると血流がよくなって代謝も高まります。発酵とミネラルの相乗効果で脂肪燃焼パワーがアップする食材をたくさん使っています。

3 たっぷりの食物繊維をとって キレイにやせる

食物繊維には、便秘解消、血糖値の急上昇を抑える、脂質の排出を助けるなど、ダイエットを後押しする働きがたくさんあります。特にきのこ類や海藻は、カロリーがほぼゼロで料理のボリュームアップに役立ち、腹持ちがいいので空腹感も抑えられます。冷凍室にしめじやまいたけを交ぜてストックしておけば、汁ものや炒めものにサッと加えられて便利。凍らせることで、うま味が増すメリットも！

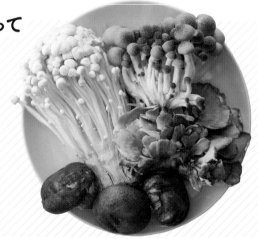

4 砂糖は使わず、「本みりん」を活用！ 「やせ調味料」で料理する

調味料で避けたいのは糖分や添加物を多く含むもの。これらは依存性があるため、より濃い味を求めるデブ舌になりがち。細胞老化を招き、代謝の低い身体の原因となる「糖化」を引き起こします。例えば、避けたい調味料である「砂糖」は、本書のレシピには一切出てきません。甘みの中でも中毒性が低く、GI値（食後血糖の上昇指数）が低い「みりん」で代用します。ただし、みりん風調味料は果糖ぶどう糖液糖を含む場合が多いため、本みりんがマストです！　味覚を惑わせる調味料に頼らず、だしや薬味を上手に活用してうま味や風味をアップさせる料理を覚えましょう。

やせ調味料

- しょうゆ　・塩（海塩がベスト）　・本みりん
- 酢　・塩こうじ　・みそ　・無添加のだし

量と質に注意

- ケチャップ　・ソース類　・マヨネーズ
- はちみつ　・ドレッシング　・ポン酢しょうゆ

デブ舌に…

- 白砂糖　・精製塩　・果糖ぶどう糖液糖
- みりん風調味料

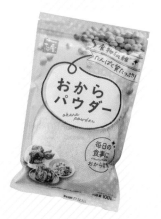
おからパウダー

5 小麦粉は使わず、「おからパウダー」 or「米粉」にチェンジ！

小麦粉に含まれるグルテンには中毒性があり、食欲増進や、血糖値を急上昇させるほか、消化酵素で分解されにくいため、腸の粘膜に貼りついて異物として残り、腸内環境を悪化させます。結果、身体が冷え、栄養吸収が悪くなることで代謝も下げてしまうため、瞬食ダイエットの妨げに。料理に欠かせない小麦粉ですが、そのまま「おからパウダー」や「米粉」に置き換えても、おいしく作れます。「おからパウダー」は食物繊維もたっぷりとれるのでおすすめ！　本書ではパン粉のかわりとしても大活躍します。

6 良質な油を選んで 積極的にとる

油にはエネルギー源となって代謝を上げる、便をスムーズに排出する、細胞膜を形成して美肌を保つなど、身体にうれしい効果があります。大切なのは油の選び方。加熱調理には酸化しにくい米油、オリーブオイル、ごま油がおすすめです。サラダにはオメガ3が豊富なアマニ油やエゴマ油が◎。生の状態で1日小さじ1杯程度をとると中性脂肪を減らす働きも！　反対に〝酸化した油〟は要注意。細胞を傷つけ、代謝を下げる要因に。油の鮮度がわからない市販の揚げものは避け、自宅で揚げたてをすぐ食べて。

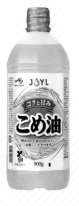
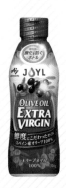
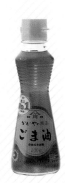

メニュー選びのイメージをつかもう！

＼二大やせ栄養素を押さえて、超効率的に代謝UP／

瞬食ダイエット やせ献立パターン

しっかりたんぱく質がとれるメインおかずと、ビタミンB群たっぷりのサブおかず。
その日の気分で自由に組み合わせて、自分だけのやせ献立を作ろう！　余裕のある休日に数品つくりおき
しておくと、平日の忙しい日もラクラク♪　あなたのライフスタイルに合わせて上手に活用してみて！

2品献立 ごはんあり

ごはんや汁ものを
合わせた定食スタイル
を意識すると

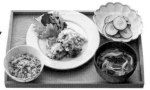

パターン①

メイン スピード10分 ＋ サブ つくりおき ＋ ごはん

➡ メインだけサッと作って、冷蔵庫のつくりおきを活用！

雑穀米や玄米が
おすすめ！　こぶし
1個分（100g）が目安

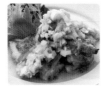 ＋ 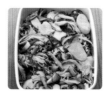 ＋

鶏肉のねぎ塩レモンだれ（P17）　　きのこの和風マリネ（P92）

パターン②

メイン つくりおき ＋ サブ つくりおき ＋ ごはん

➡ 帰宅が遅くなった日は、冷蔵庫のつくりおきをレンチンして、すぐ「いただきます！」

 ＋ ＋

和風ドライカレー（P54）　　無限ピーマン（P62）

パターン③

メイン スピード10分 ＋ サブ スピード10分 ＋ ごはん

➡ 冷蔵庫につくりおきがなくても、20分以内でサッと作れてラクラク♪

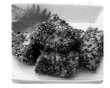 ＋ 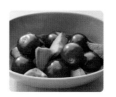 ＋

ぶりのごま焼き（P39）　　トマトとアボカドのしょうゆ漬け（P69）

3品献立 ごはんなし

前日に外食で食べすぎたら、
翌日はごはんなしのメイン1品
＋サブおかず2品で調整！

パターン 4

メイン スピード10分 ＋ **サブ** つくりおき ＋ **サブ** スピード10分

➡ 前日に外食で食べすぎたら、翌日はごはん抜きのメイン1品＋サブおかず2品で調整！

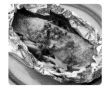　＋　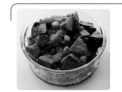　＋　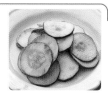

鮭ときのこのホイル焼き (P33)　　かぼちゃのマスタードサラダ (P90)　　ズッキーニの柚子こしょう炒め (P87)

パターン 5

メイン つくりおき ＋ **サブ** つくりおき ＋ **サブ** スピード10分

➡ つくりおき2品に、レンチンで作れる副菜を1品だけ追加！

　＋　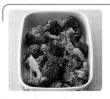　＋　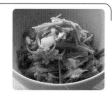

豆腐とキムチのチヂミ (P52)　　ブロッコリーのナムル (P76)　　にんじんのクリームチーズあえ (P61)

パターン 6

メイン つくりおき ＋ **サブ** つくりおき ＋ **サブ** つくりおき

➡ 今日は料理したくない！　そんな日はオールつくりおきなのに満足度が高い即席献立！

　＋　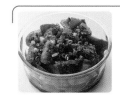　＋　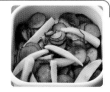

さばのうま煮 (P46)　　韓国風トマト (P68)　　きゅうりと長いものわさび漬け (P66)

さらに栄養バランスUP！ スープやみそ汁をプラス

すりおろし
にんじんのスープ
(P94)

もずくみそ汁 (P95)

海藻入りみそ汁で食物繊維もりもり、野菜スープで溶け出したビタミンも逃さない！　メインおかず、サブおかず、ごはんの献立に汁ものを追加すると〝やせ定食〟にグレードアップ！　インスタントみそ汁を活用する場合は、減塩を心がけて。

どうする？ 外食のメニュー選び

主食は、麺やパンよりもごはんを選ぶのがベター。ファミレスなら洋食でも和食でもいいので、肉か魚のメイン、副菜、汁もの、ごはんがセットになった定食形式を選ぶようにしましょう。

松田リエさんのゴールデン★ルーティン

\ダイエット効果がさらにUP！/

今スグ始めたい やせ習慣7

一緒に頑張りましょう♪

瞬食ダイエットメニューを食べながら、生活習慣を見直して〝やせ〟パワー全開！
効果が出やすいものからひとつずつ自分のペースで取り入れてゴールを目指そう♪

START

① たんぱく質ファースト

Rie's Advice

食べる順番はまず肉、魚、卵、豆腐などのたんぱく質メニューから！〝やせホルモン〟インクレチンの分泌スピードが早くなります。特に肉や魚は、脳の満腹中枢を刺激して食欲を抑制する作用があるので食べすぎ防止にも◎。

② 朝食を必ず食べる

Rie's Advice

一日のうちで朝は体温が低い時間帯。朝ごはんを食べると体温が上昇して、代謝が高まり脂肪を燃焼しやすくなります。逆に朝食を食べないと昼食まで体温は低いまま、基礎代謝が低くなり、脂肪が燃えにくい状態に！

③ 1日に水を1.2ℓ飲む

Rie's Advice

水を飲むと血流がよくなって体温や代謝が上がり、便秘改善にも効果的。まずは1.2ℓを目標に、起床後、食事前、お風呂の前後など意識して飲みましょう。

④ 早寝早起きする

Rie's Advice

自律神経が整うと、食欲のコントロール、血糖値の安定、代謝アップなどダイエットのリズムがつきやすくなります。睡眠時間は最低6時間半、就寝・起床時間の毎日の誤差は2時間以内を心がけて。

1回休み

嫌なことがあって、やる気が出ない…

頑張りすぎないで！ 小さな一歩を積み重ねる〝ベビーステップ〟でOK！ 一つ一つ無理なく、できることから取り入れて。私にも、自分を甘やかす日と決めて、大好きなチョコを食べる日があります♪

⑤ 早食いしない

Rie's Advice

よく噛むと唾液がたくさん出て満腹感がアップ！ 早食いは食べすぎのもとになるので、ひと口30回噛みましょう。

GOAL

頑張った自分をほめよう♪

Rie's Advice

どんなに小さなことでも、達成したら自分をほめることを習慣にして！

⑦ お風呂で湯船につかる

Rie's Advice

湯船につかる最大のメリットは血流がよくなること。むくみ解消、代謝アップ、便秘の改善などダイエット効果がたくさん！ よい睡眠にもつながるので、10分程度を目安に入浴を！

⑥ 1日1回汁ものを食べる

Rie's Advice

みそ汁やスープは1杯で満腹感が得られて、野菜から溶け出した栄養も丸ごと吸収できるので積極的に取り入れて！ 溶き卵、野菜、顆粒コンソメと水を耐熱ボウルに入れて3分レンチンすれば、時短スープに♪

1章

たんぱく質

がとれる

メインおかず

効率的にたんぱく質がとれて、飽きのこないおいしい時短レシピ

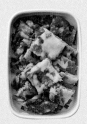
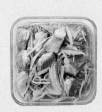
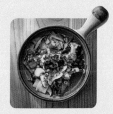
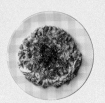

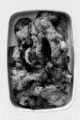

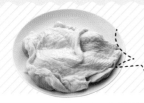

鶏もも肉

つくりおき

カリッと焼いたチキンに絶品トマトソース
トマトチキンソテー

材料（4人分）

鶏もも肉…2枚（500g）
酒…大さじ2
塩…小さじ1/2
こしょう…少々
おからパウダー…大さじ3
オリーブオイル…大さじ2

A
```
カットトマト缶…1/2缶（200g）
オリーブオイル…大さじ1
顆粒コンソメ…大さじ1/2
おろしにんにく、塩
　　…各小さじ1/2
こしょう…少々
```

作り方

1 鶏肉は食べやすい大きさに切り、酒、塩、こしょうをもみ込み、おからパウダーをまぶす。

2 耐熱ボウルにAを入れて軽く混ぜ、ラップをして電子レンジで3分ほど加熱する。

3 フライパンにオリーブオイルを熱し、弱めの中火で鶏肉の両面を10分ほど焼き2をかける。

冷蔵**3~4**日	1人分 糖質**2.2**g
冷凍**1**か月	たんぱく質**23.4**g

POINT

冷凍するときは鶏肉とソースを別々に保存して、おいしさをキープ。

2種類の野菜を巻き込んで、食べごたえバッチリ
彩りチキンロール

材料（4人分）

鶏もも肉…2枚（500g）
さやいんげん…6本
にんじん…1/4本
塩…小さじ1/2
こしょう…少々

A
```
だし汁…100ml
酒…大さじ2
しょうゆ、みりん…各大さじ1
おろししょうが…小さじ1
```

作り方

1 いんげんは両端を切り落とし、にんじんは1cm角の棒状に切る。耐熱容器にAを入れて混ぜ、ラップをして電子レンジで1分30秒加熱する。

2 鶏肉は包丁で開いて厚みを均等にし、塩、こしょうをふる。1の野菜をのせてラップで巻き上げ、キャンディ状に端をしばる。同様にもう1本作る。

3 耐熱皿にのせ電子レンジで4分、裏返して3分加熱する。1cmの厚さに切り、たれをかける。

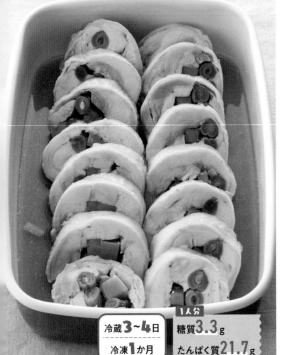

冷蔵**3~4**日	1人分 糖質**3.3**g
冷凍**1**か月	たんぱく質**21.7**g

POINT

ビタミンB群を豊富に含むいんげんでダイエット効果アップ！

鶏むね肉に比べてビタミンA・ビタミンKが豊富!

スピード10分

粒マスタードの酸味をヨーグルトでまろやかに

ヨーグルトチキンソテー

材料（2人分）

鶏もも肉…1枚（250g）
キャベツ…3枚
オリーブオイル…大さじ½
A
┌ プレーンヨーグルト…50g
│ 粒マスタード…小さじ2
│ 塩、おろしにんにく
└ 　…各小さじ1

作り方

1 鶏肉はひと口大に切り、**A**をよくもみ込む。キャベツはひと口大に切る。

2 フライパンにオリーブオイルを入れ、鶏肉を並べてから火にかける。弱めの中火で両面を5〜6分焼き、キャベツを加えてさらに3分ほど炒め合わせる。

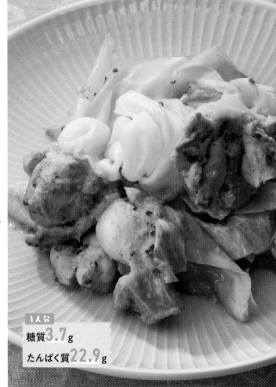

1人分
糖質 **3.7**g
たんぱく質 **22.9**g

POINT

ヨーグルトに含まれる乳酸菌で鶏肉がやわらか＆臭みもカバー。

レモン汁入りの特製だれで中華風にアレンジ

鶏肉のねぎ塩レモンだれ

材料（2人分）

鶏もも肉…1枚（250g）
酒…大さじ2
塩…小さじ¼
米油…大さじ½
長ねぎ…½本
にんにく…大1かけ
ベビーリーフ…適量
A
┌ レモン汁…大さじ1½
│ ごま油…大さじ1
│ 塩…小さじ⅓
└ 黒こしょう…少々

作り方

1 鶏肉はひと口大に切って酒と塩を加えて軽くもみ込む。長ねぎとにんにくはみじん切りにして別の器に入れ、**A**と混ぜ合わせる。

2 フライパンに米油を熱し、弱めの中火で鶏肉の両面をこんがりと焼く。

3 器に盛りたれをかけて、ベビーリーフを添える。

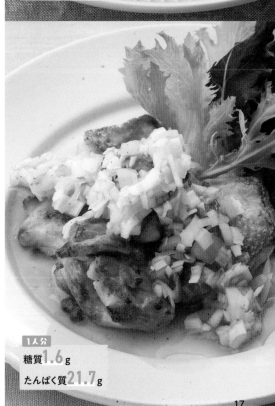

1人分
糖質 **1.6**g
たんぱく質 **21.7**g

POINT

余分な鶏皮を取り除くとカロリーを抑えながら、うま味も残せて◎。

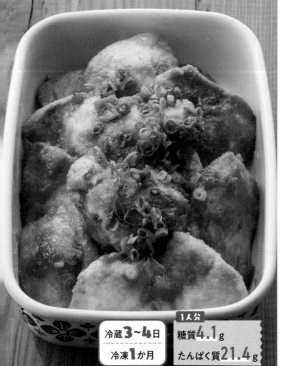

鶏むね肉

つくりおき

淡泊なむね肉は、しょうが&はちみつで満足感アップ

はちみつしょうが焼き

材料（5人分）

鶏むね肉…2枚（540g）
おからパウダー…大さじ1
米油…大さじ1/2
塩…小さじ1/2
小ねぎ（小口切り）…適量

A
```
おろししょうが…2かけ分
しょうゆ、はちみつ
　…各大さじ1
みりん…大さじ1/2
```

作り方

1 鶏肉はひと口大に切り、塩をふっておからパウダーをまぶす。

2 フライパンに米油を熱して鶏肉を入れ、弱めの中火で8〜9分ほど両面をしっかりと焼く。Aを加えて全体にからめる。

3 容器に移して小ねぎを散らす。

| 冷蔵3〜4日 | 1人分 糖質4.1g |
| 冷凍1か月 | たんぱく質21.4g |

POINT

しょうがの「ジンゲロン」で脂肪燃焼&「ジンゲロール」で体温UP。

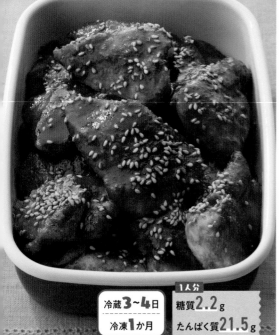

コチュジャンの甘辛味がクセになる韓国風

ヤンニョムチキン

材料（5人分）

鶏むね肉…2枚（540g）
おからパウダー…大さじ1
ごま油…大さじ1
白いりごま…大さじ1/2
塩…小さじ1/4
こしょう…少々

A
```
コチュジャン…大さじ2
しょうゆ、みりん…各大さじ1
はちみつ、おろしにんにく
　…各小さじ1
```

作り方

1 鶏肉はひと口大に切り、塩、こしょうをふっておからパウダーをまぶす。

2 小さめの器でAを混ぜる。

3 フライパンにごま油を熱し、鶏肉を弱めの中火で8〜10分ほど両面をしっかりと焼き、2をかけて全体にからませる。容器に移していりごまをふる。

| 冷蔵3〜4日 | 1人分 糖質2.2g |
| 冷凍1か月 | たんぱく質21.5g |

POINT

おからパウダーで味がよくからみ、食物繊維もとれて一石二鳥。

スピード**10分**

レモンは皮つきのまま加えて香りをキープ

鶏肉の皮つきレモン炒め

材料（2人分）

鶏むね肉…小1枚（220g）
長ねぎ…1本
しめじ…1袋（100g）
レモン（国産）…1/2個
オリーブオイル…大さじ1/2

A

鶏がらスープの素、
　おろしにんにく、みりん
　…各小さじ1
塩…小さじ1/2
こしょう…少々

作り方

1 鶏肉はひと口大のそぎ切り、長ねぎは1cm程度の斜め切り、レモンは輪切り、しめじは石づきを取り小房に分ける。

2 食品用ポリ袋に1とAを入れ、軽くもみ込む。

3 フライパンにオリーブオイルを熱し、2をすべて加えて弱めの中火で8分ほど炒める。

POINT

レモンの酸味を生かして、むくみの原因になる塩分量をダウン。

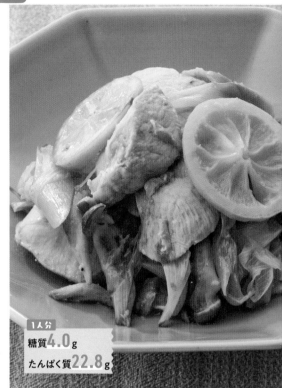

1人分
糖質**4.0**g
たんぱく質**22.8**g

サッと作れる蒸し煮は塩昆布とねぎが味の決め手

鶏肉と野菜のレンジ蒸し

材料（2人分）

鶏むね肉…小1枚（220g）
塩…小さじ1/2
酒…小さじ1
小松菜…1/2束
キャベツ…1枚
エリンギ…1パック（100g）

A

長ねぎ（みじん切り）…1/4本分
塩昆布…10g
おろししょうが…小さじ1
和風だしの素…小さじ1/2

作り方

1 鶏肉はひと口大に切り、塩と酒をもみ込む。キャベツはひと口大、小松菜は4cmほどの長さに切り、エリンギは食べやすい大きさに切る。

2 耐熱容器に小松菜、キャベツ、エリンギ、鶏肉の順にのせ、ラップをして電子レンジで8分加熱する。取り出して軽く全体を混ぜる。

3 Aを混ぜ合わせて2に加え、よくなじませる。

POINT

鶏むね肉は100gあたりの糖質量が0.1gで、ダイエットに最適！

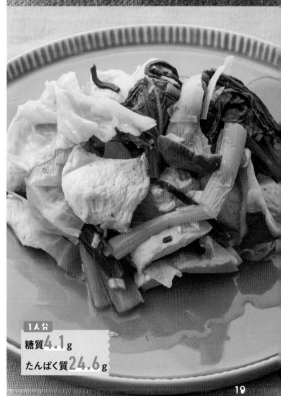

1人分
糖質**4.1**g
たんぱく質**24.6**g

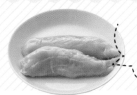

鶏ささみ

淡泊なささみもバターのコクでうま味しっかり

ねぎチキンのバター焼き

材料（4人分）

鶏ささみ…4本（230ｇ）
しめじ…1袋（100ｇ）
おからパウダー…大さじ1
無塩バター…15ｇ
塩…小さじ1/4
こしょう…少々
小ねぎ（小口切り）…適量
A
- 白ワイン（または酒）
  …大さじ2
- しょうゆ…大さじ1

作り方

1 ささみは筋を取ってひと口大のそぎ切りにし、塩、こしょうをふっておからパウダーを薄くまぶす。しめじは石づきを取りほぐす。

2 フライパンにバターの半量を入れて中火で熱し、ささみを入れて両面に焼き目をつける。しめじを加えて蓋をし、弱火で4分ほど蒸し焼きにする。

3 2にAを入れて強火でサッと炒め、残りのバターを加えて全体にからませ、小ねぎを散らす。

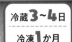

冷蔵 **3〜4**日	1人分 糖質 **0.6**ｇ
冷凍 **1**か月	たんぱく質 **12.5**ｇ

POINT

ささみは弱火でゆっくり火を通すと、冷めてもしっとりした食感に。

梅干しの酸味と青じそのさわやかな香りが広がる

ささみの梅オイルあえ

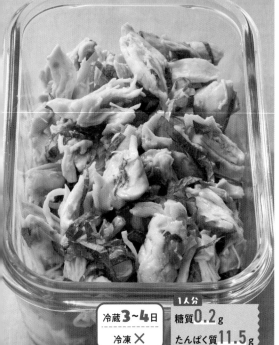

材料（4人分）

鶏ささみ…4本（230ｇ）
青じそ…3枚
梅干し…1個
酒…大さじ1
塩…小さじ1/4
A
- オリーブオイル…大さじ1
- しょうゆ…小さじ1

作り方

1 ささみは筋を取って耐熱容器に入れ、塩をふって酒をまわしかける。ラップをかけて電子レンジで2分半加熱し、粗熱がとれたらさいておく。

2 青じそを細切りにし、梅干しは種を取り小さくちぎってAと混ぜる。

3 1に2を加えてよく混ぜ合わせる。

冷蔵 **3〜4**日	1人分 糖質 **0.2**ｇ
冷凍 ✕	たんぱく質 **11.5**ｇ

POINT

オリーブオイルのオレイン酸が腸の動きを活発にして便秘も解消！

スピード10分

レモンがかくし味のクリーミーなみそ風味

鶏肉のみそヨーグルトあえ

材料（2人分）

鶏ささみ…2本（120g）
ブロッコリー…1/2株
酒…大さじ1
塩…小さじ1/2
A
　プレーンヨーグルト
　　…大さじ2
　みそ…大さじ1
　レモン汁…大さじ1/2

作り方

1 ささみは筋を取ってひと口大に切り、ブロッコリーは小房に分けて切る。

2 フライパンにささみをのせ、すき間にブロッコリーを並べて酒と塩をふり、蓋をして弱火にかけ5分ほど蒸し焼きにする。

3 ボウルにAを入れてよく混ぜ、2を加えてあえる。

POINT

ヨーグルト＆みそ、複数の発酵食品を一緒にとって整腸効果UP。

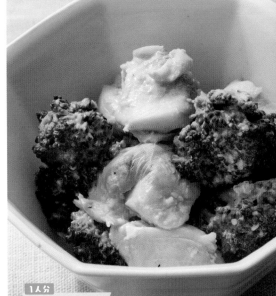

1人分
糖質 3.2g
たんぱく質 15.6g

とろーりチーズとキムチのあふれるおいしさ

ささみキムチーズ

材料（2人分）

鶏ささみ…2本（120g）
白菜キムチ…50g
スライスチーズ…2枚
オリーブオイル…小さじ1
塩、こしょう…各少々
レタス…適量

作り方

1 ささみは筋を取って包丁で平らになるよう切り開く。

2 1に塩、こしょうをふり、チーズ、キムチの順にのせて巻き、つまようじで留める。同様にもう1本作る。

3 フライパンにオリーブオイルを中火で熱し、2を入れて両面に焼き色をつけ、蓋をして弱火で5分ほど蒸し焼きにする。食べやすく切って器に盛り、レタスを添える。

POINT

キムチとチーズのコク深い味で淡泊なささみも食べごたえバッチリ。

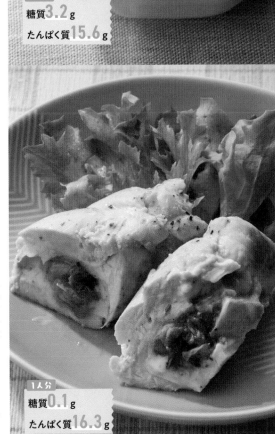

1人分
糖質 0.1g
たんぱく質 16.3g

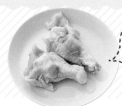

鶏手羽元

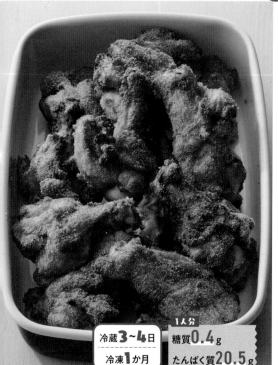

カリッと揚がるおからパウダーを衣に！

手羽元のから揚げ風

材料（4人分）

鶏手羽元…12本（700g）
おからパウダー…20g

A
- 酒…大さじ1
- しょうゆ…大さじ1½
- ごま油…大さじ½
- おろしにんにく、
- おろししょうが
- …各小さじ1

作り方

1 手羽元は骨に沿ってキッチンばさみで切り開き、Aと合わせてよくもみ込む。

2 おからパウダーを薄くまぶし、オーブンシートを敷いた天板に皮目を上にしてのせる。

3 オーブンを200℃に温めて20分焼く。

冷蔵**3〜4日**	1人分 糖質**0.4**g
冷凍**1か月**	たんぱく質**20.5**g

POINT

油で揚げずにオーブン焼きすることで手間とカロリーを大幅カット。

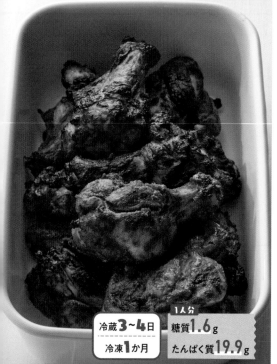

ヨーグルト効果でやわらかジューシー

タンドリーチキン

材料（4人分）

鶏手羽元…12本（700g）
塩…小さじ⅓
こしょう…少々

A
- プレーンヨーグルト
- …大さじ4
- カレー粉、トマトペースト、
- オリーブオイル…各大さじ1
- しょうゆ、みりん
- …各大さじ½
- おろしにんにく…小さじ½

作り方

1 手羽元は骨に沿ってキッチンばさみで切り込みを入れ、塩、こしょうをふる。Aを合わせて15分漬け込む。

2 オーブンシートを敷いた天板に皮目を上にしてのせる。

3 オーブンを200℃に温めて15〜20分焼く。

冷蔵**3〜4日**	1人分 糖質**1.6**g
冷凍**1か月**	たんぱく質**19.9**g

POINT

漬け込むことで肉の中まで味がしみ込み、しっとりソフトな食感に！

スピード10分

クミンのエキゾチックな香りがマッチ

手羽元のスパイス焼き

材料（4人分）

鶏手羽元…6本（350g）
酒…大さじ1
A
- クミンパウダー…小さじ1
- 塩…小さじ1/2
- 黒こしょう、乾燥パセリ
   …各少々

作り方

1 手羽元は骨に沿ってキッチンばさみで切り開き、耐熱容器に並べて酒をふる。ラップをして電子レンジで5分加熱する。

2 Aを混ぜ合わせ、1の両面にまぶす。

3 フライパンを中火で温め、2を入れて転がしながら4分ほど、こんがりと色がつくまで焼く。

POINT

クミンには脂肪燃焼、便秘改善、コレステロール抑制の効果も。

1人分
糖質 0.5g
たんぱく質 19.4g

鶏肉のクセを粒マスタードの酸味でカバー

ハニーマスタードチキン

材料（2人分）

鶏手羽元…6本（350g）
おからパウダー…大さじ1
オリーブオイル…大さじ1
塩…小さじ1/4
こしょう…少々
ベビーリーフ…適量
A
- 粒マスタード…大さじ1
- はちみつ…小さじ2
- レモン汁…小さじ1
- しょうゆ…小さじ1/2

作り方

1 手羽元は骨に沿ってキッチンばさみで切り開き、塩、こしょうをふっておからパウダーを薄くまぶす。

2 器にAを入れてよく混ぜ合わせる。

3 フライパンにオリーブオイルを熱し、手羽元を転がしながら表面をしっかり焼く。蓋をして弱めの中火で5〜6分蒸し焼きにし、蓋を取って2を入れ、よくからめる。器に盛りつけ、ベビーリーフを添える。

POINT

はちみつは血糖値を安定させてくれる「純粋はちみつ」を選ぶと◎。

1人分
糖質 5.8g
たんぱく質 20.5g

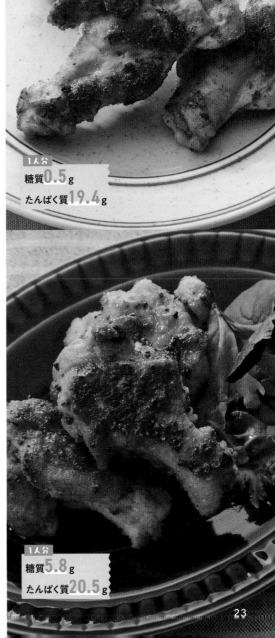

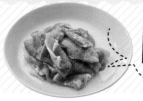

豚こま切れ肉

つくりおき

乾物プラスでうま味とボリュームをアップ

豚肉と切り干し大根の煮もの

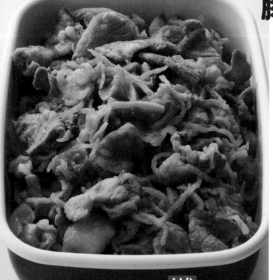

材料（4人分）

豚こま切れ肉…400g
切り干し大根…40g
米粉…小さじ1
しょうゆ…小さじ1
ごま油…大さじ1
A
　水…200ml
　しょうゆ…大さじ2
　かつお節…1パック（3g）

作り方

1 豚肉を食べやすい大きさに切って米粉をもみ込み、さらにしょうゆも加えてもみ込む。切り干し大根は洗って絞り、食べやすい長さに切る。

2 フライパンにごま油を入れて中火で熱し、豚肉を焼く。

3 豚肉の色が変わったら、切り干し大根を入れて**A**を加え、汁けがほとんどなくなるまで5分ほど煮詰める。

冷蔵**4〜5**日	1人分
冷凍**1**か月	糖質**0.9**g たんぱく質**17.5**g

POINT

小麦粉のかわりにグルテンフリーの米粉を使うと腸内環境にも◎。

お弁当にも◎。ごはんが進むスタミナおかず

豚肉のにんにくみそ漬け

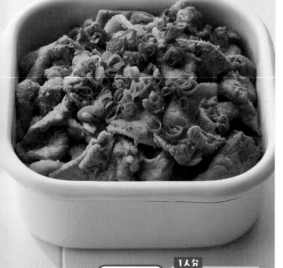

材料（4人分）

豚こま切れ肉…400g
米油…大さじ1/2
小ねぎ（小口切り）…適量
A
　みそ、みりん…各大さじ1 1/2
　酒…大さじ1
　おろしにんにく…小さじ1
　白すりごま…小さじ2

作り方

1 食品用ポリ袋に**A**を入れてよく混ぜ、豚肉を加えてよくもみ込む。

2 フライパンに米油を熱し、**1**を中火で5分焼き、小ねぎを散らす。

冷蔵**3〜4**日	1人分
冷凍**1**か月	糖質**2.8**g たんぱく質**16.9**g

POINT

1の状態で冷凍できるので忙しいときのお助けおかずにも便利。

スピード10分

ほのかに香るわさびの風味がアクセント

わさび風味の豚しゃぶ

材料（2人分）

豚こま切れ肉…200g
玉ねぎ…1/4個
小ねぎ（小口切り）…適量
A
　だし汁…100mℓ
　しょうゆ…大さじ1
　酢、わさび…各小さじ1

作り方

1 鍋に湯を沸かし、豚肉を色が変わるまでゆでる。

2 玉ねぎを薄切りにして皿にのせ、その上に1をのせる。

3 Aを混ぜてから2にかけ、小ねぎを散らす。

POINT

豚肉と玉ねぎを組み合わせることで、ビタミンB₁の吸収率アップ。

1人分
糖質 2.0g
たんぱく質 16.7g

酢とレモン汁を効かせた、さっぱり和風の味

キャベツとしめじの豚蒸し

材料（2人分）

豚こま切れ肉…180g
キャベツ…3枚
しめじ…1袋（100g）
しょうが…1かけ
酒…大さじ1
A
　酢…大さじ2
　しょうゆ…大さじ1
　みりん…小さじ2
　レモン汁…小さじ1/2

作り方

1 キャベツは食べやすい大きさに切り、しめじは石づきを取り小房に分ける。しょうがはせん切りにする。

2 耐熱容器にキャベツ、豚肉、しめじ、しょうがの順にのせて酒をふる。

3 ラップをして電子レンジで5分加熱し、混ぜ合わせたAをかけてなじませる。

POINT

豚肉のビタミンB₁と酢のクエン酸は疲労回復の最強コンビ！

1人分
糖質 5.3g
たんぱく質 15.9g

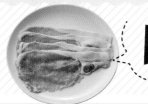

豚ロース

つくりおき

たっぷりのすりごまが味に深みを出す

豚ロースのみそ焼き

材料（4人分）

豚ロース薄切り肉…300g
白すりごま…大さじ1
米油…大さじ1/2
A
  みそ、酒…各大さじ2
  みりん…大さじ1
  しょうゆ…小さじ1

作り方

1 豚肉は半分に切り、Aを合わせてもみ込む。

2 フライパンに米油を熱し、弱めの中火で1を4〜5分焼く。

3 すりごまをふり、全体にからめるように混ぜる。

| 冷蔵3〜4日 | 1人分 糖質2.6g |
| 冷凍1か月 | たんぱく質14.5g |

POINT

1の状態で冷凍OK。食べる前日に冷蔵室に移し、解凍後に調理を。

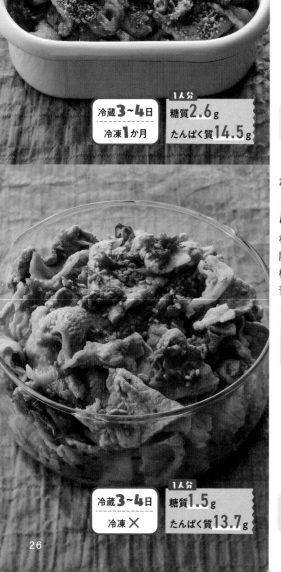

梅干しの酸味に青じそが香る冷しゃぶ風

豚ロースの梅あえ

材料（5人分）

豚ロース薄切り肉…300g
梅干し…2個
青じそ…2枚
A
  みりん、白いりごま
    …各大さじ1
  しょうゆ…大さじ1/2

作り方

1 豚肉はひと口大に切り、青じそは細切りにする。

2 鍋に湯を沸かし、豚肉を色が変わるまでゆでる。

3 梅干しは種を取り、細かくたたいてからボウルに入れAと混ぜ合わせる。2と青じそを加えてあえる。

| 冷蔵3〜4日 | 1人分 糖質1.5g |
| 冷凍✕ | たんぱく質13.7g |

POINT

はちみつ入りの梅干しを使う場合、みりんは半量でOK！

ロースには脂質の代謝を助ける
ビタミンB2が豊富!

UP!

スピード10分

ごはんにのせて丼風にするのもおすすめ

豚ロースの中華炒め

材料（2人分）

豚ロース薄切り肉…150g
玉ねぎ…1/4個
キャベツ…3枚
ごま油…大さじ1/2
黒こしょう…少々

A
- 酒…大さじ1
- しょうゆ…大さじ1/2

B
- みりん…大さじ1/2
- 鶏がらスープの素…小さじ2

作り方

1 豚肉は半分に切って、Aを合わせてもみ込む。玉ねぎは薄切り、キャベツはひと口大に切る。

2 フライパンにごま油を入れて中火で熱し、豚肉の片面を焼いて裏返す。玉ねぎ、キャベツをのせ、蓋をして弱めの中火で3分ほど蒸し焼きにする。

3 2にBを加えて、なじんだら器に盛り、黒こしょうをふる。

POINT

キメが細かくやわらかい肉質。余分な脂身を取ればカロリーオフ!

1人分
糖質5.9g
たんぱく質14.4g

好相性の白菜がシャッキリやわらか

豚ロースと白菜の甘辛炒め

材料（2人分）

豚ロース薄切り肉…150g
白菜…2枚
酒…大さじ1
ごま油…大さじ1/2

A
- みりん、しょうゆ…各大さじ2
- おろししょうが…小さじ1
- 塩…少々

作り方

1 豚肉は細切りにして酒をもみ込む。白菜は芯と葉を分けて細切りにする。

2 フライパンにごま油を入れて中火で熱し、豚肉を色が変わるまで焼き、白菜の芯を加えて炒める。

3 全体に火が通ったら白菜の葉とAを入れて混ぜ、蓋をして弱めの中火で2分蒸し焼きにする。

POINT

砂糖は使わずに、じっくり加熱した白菜とみりんの甘みを生かして。

1人分
糖質7.4g
たんぱく質14.7g

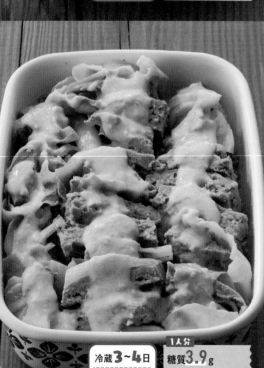

豚ひき肉

肉だねを油揚げに包んで！　食べごたえ文句なし

豚ひき肉のきつね焼き

材料（4人分）

豚ひき肉…200g
まいたけ…1/2袋（60g）
長ねぎ…1本
油揚げ…3枚
水…大さじ1
酒…大さじ1/2

A

┌ 酒、しょうゆ…各小さじ1
│ 鶏がらスープの素…小さじ1/2
│ 塩…小さじ1/4
└ こしょう…少々

作り方

1 油揚げは半分に切って包丁の背でやさしくこすり、破れないように袋状に開く。

2 まいたけ、長ねぎはみじん切りにしてひき肉と混ぜ、**A**を加えてさらに混ぜ合わせ、6等分にして**1**に詰める。

3 フライパンに**2**をのせ、弱めの中火にかけて両面焼く。焼き色がついたら水と酒を入れて蓋をし、弱火で8分ほど蒸し焼きにする。

POINT

温め直すときはレンチン後にトースターを使うと香ばしさが復活。

冷蔵 **3〜4**日	1人分 糖質 **1.2**g
冷凍 **2**週間	たんぱく質 **12.0**g

特製だれで和風ロールキャベツのような味わい

豚ひき肉の重ね蒸し

材料（4人分）

豚ひき肉…300g
キャベツ…4枚

A

┌ おろししょうが、
│ 　おろしにんにく…各小さじ1
└ 塩、こしょう…各少々

B

┌ プレーンヨーグルト…大さじ2
└ みそ、みりん…各大さじ1

作り方

1 ひき肉に**A**を加えてよく混ぜ、3等分にする。

2 耐熱容器にキャベツを1枚敷いて**1**をのせる。これを3回繰り返し、キャベツがいちばん上になるようにする。

3 ラップをして電子レンジで10分加熱し、食べやすい大きさに切る。容器に移し、**B**を混ぜ合わせてかける。

POINT

保存するときはソースをかけずに別々にしておくと温めやすい。

冷蔵 **3〜4**日	1人分 糖質 **3.9**g
冷凍 ✕	たんぱく質 **13.2**g

スピード10分

ちょっとの肉も厚揚げでかさ増しすれば、ごちそうに

厚揚げとピーマンの肉みそ炒め

材料（2人分）

豚ひき肉…60g
厚揚げ…1枚（150g）
ピーマン…1個
A
- みりん…大さじ1
- みそ…大さじ1/2
- しょうゆ…小さじ1

作り方

1 厚揚げとピーマンはひと口大に切る。

2 フライパンを熱し、中火でひき肉を炒める。火が通ったらピーマンを入れて軽く混ぜ、厚揚げを加える。

3 Aを器で混ぜ合わせ2に回しかけ、味がなじむように炒める。

POINT

大豆が原料の厚揚げは低糖質＆高たんぱくなダイエット食材！

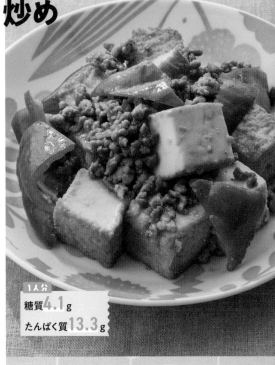

1人分
糖質**4.1**g
たんぱく質**13.3**g

トマトの酸味でサラッと食べられるヘルシーカレー

レンチンキーマカレー

材料（2人分）

豚ひき肉…100g
カットトマト缶…1/2缶（200g）
カレー粉…大さじ1
おからパウダー…大さじ1/2
しょうゆ…大さじ1
みりん…大さじ1/2
乾燥パセリ…適量

作り方

1 耐熱容器にパセリ以外のすべての材料を入れてよく混ぜ、ラップをして電子レンジで3分加熱する。

2 取り出して一度よくかき混ぜ、再度ラップをして電子レンジで5分加熱する。器に盛りパセリをふる。

POINT

カレールーをカレー粉に置き換えて糖質オフ＆代謝UP。

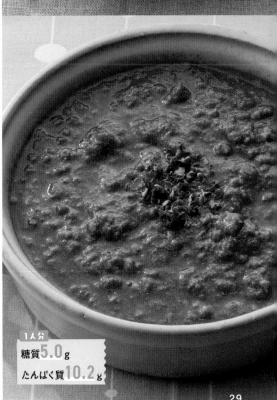

1人分
糖質**5.0**g
たんぱく質**10.2**g

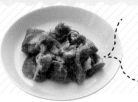

牛こま切れ肉

つくりおき

しょうがたっぷり！　お弁当のおかずにも
牛肉のしぐれ煮

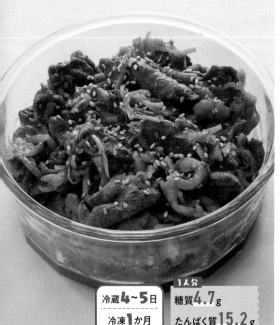

材料（4～5人分）

牛こま切れ肉…400g
しょうが…2かけ
白いりごま…大さじ1/2
酒、しょうゆ、みりん
　…各大さじ3

作り方

1 牛肉は食べやすい大きさに切り、しょうがはせん切りにする。

2 フライパンにすべての材料を入れて、弱めの中火で混ぜながら4～5分ほど煮詰める。

冷蔵4～5日	1人分 糖質4.7g
冷凍1か月	たんぱく質15.2g

POINT

かさ増しには食物繊維が豊富なえのきだけや、しらたきなどが◎。

野菜もたっぷりとれる韓国風の炒めもの
簡単プルコギ

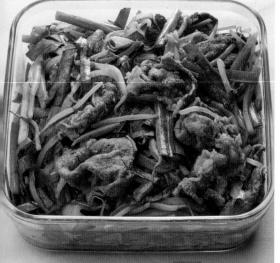

材料（4人分）

牛こま切れ肉…400g
玉ねぎ…1/2個
にんじん…1/3本
もやし…1袋
にら…1束
ごま油…大さじ1
塩、こしょう…各少々
A
```
しょうゆ、酒…各大さじ2
コチュジャン…大さじ1
ごま油、みりん…各大さじ1/2
おろしにんにく…小さじ1
```

作り方

1 牛肉は食べやすい大きさに切り、Aと合わせてよくもみ込む。玉ねぎ、にんじんは細切り、にらは4cmほどの長さに切る。

2 フライパンにごま油を熱し、玉ねぎ、にんじんを入れて炒め、さらにもやしも加えてよく混ぜる。

3 野菜をフライパンの端に寄せ、空いたところで牛肉をしっかり炒める。塩、こしょう、にらを加えサッと炒める。

冷蔵4～5日	1人分 糖質4.8g
冷凍1か月	たんぱく質15.7g

POINT

肉に下味をつけてから手早く炒め合わせることで野菜の食感キープ。

スピード10分

牛肉のうま味で根菜がごちそうに格上げ

牛肉の根菜炒め

材料（2人分）

牛こま切れ肉…200g
れんこん…¼節
ごぼう…⅓本
白いりごま…大さじ½
米油…小さじ1
A
- 酒、みりん、しょうゆ
  …各大さじ1

作り方

1 牛肉は食べやすい大きさに切り、れんこんは薄めの半月切り、ごぼうは斜め薄切りにする。

2 フライパンに米油を入れて中火で熱し、牛肉を軽く炒めたられんこんとごぼうを加えてよく炒める。

3 Aを入れて3分ほど炒め、いりごまを加えてサッと混ぜる。

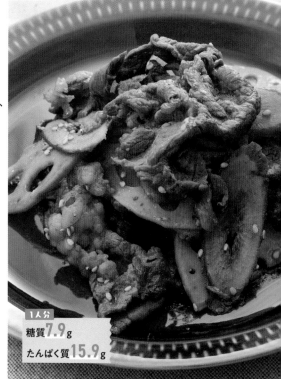

1人分
糖質 7.9g
たんぱく質 15.9g

POINT

水溶性と不溶性の食物繊維がとれる根菜で腸内環境が整う！

一味唐辛子を加えて風味豊かに

牛肉とごぼうのきんぴら

材料（2人分）

牛こま切れ肉…200g
ごぼう…½本
ごま油…小さじ1
白いりごま…小さじ1
小ねぎ（小口切り）…適量
A
- みりん…大さじ2
- しょうゆ…大さじ1
- 一味唐辛子…少々

作り方

1 ごぼうはささがきにし、サッと水にさらして水けをきる。

2 フライパンにごま油を熱し、中火でごぼうを軽く炒め、油が回ったら牛肉を入れてよく炒める。

3 Aを加えて混ぜ、汁けがなくなるまで3分ほど炒めたらいりごまを入れてサッと混ぜる。器に盛って小ねぎをのせる。

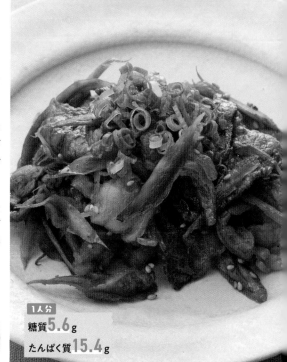

1人分
糖質 5.6g
たんぱく質 15.4g

POINT

ごぼうのカリウムはむくみ予防、サポニンは脂肪の蓄積を抑制！

31

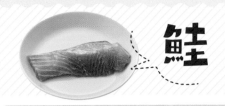

鮭

野菜と鮭のチャンチャン焼き風

鮭のさっぱり野菜みそ炒め

材料（4人分）

生鮭…4切れ（320g）

もやし…1袋

キャベツ…2枚

米油…大さじ1/2

A

┌ プレーンヨーグルト…大さじ2

│ みそ…大さじ1

│ しょうゆ…小さじ2

└ みりん…小さじ1

作り方

1 鮭は水けをふいてひと口大に切り、キャベツは大きめのざく切りにする。Aは混ぜておく。

2 フライパンに米油を熱し、中火で鮭の両面を焼き、一度取り出す。

3 キャベツともやしを入れて軽く炒め、鮭を戻し入れてAを加え炒め合わせる。

| 冷蔵 **3~4**日 | 1人分 糖質 **2.8**g |
| 冷凍 ✕ | たんぱく質 **16.6**g |

POINT

キャベツの抗酸化成分・イソチオシアネートでサビない身体に！

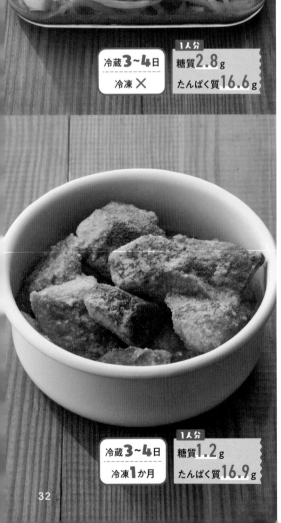

酸味の効いたみそがなじんで意外なおいしさ

鮭の酢みそあえ

材料（4人分）

生鮭…4切れ（320g）

おからパウダー…大さじ2

米油…大さじ1

A

┌ 酢、みそ…各大さじ2

└ 練りからし…小さじ1

作り方

1 鮭は水けをふいてひと口大に切り、おからパウダーをまぶす。

2 フライパンに米油を熱し、中火で**1**を両面しっかり焼く。

3 Aを大きめのボウルに入れてよく混ぜ、**2**を加えてからめる。

| 冷蔵 **3~4**日 | 1人分 糖質 **1.2**g |
| 冷凍 **1**か月 | たんぱく質 **16.9**g |

POINT

みそはなじみやすい白みそが◎。塩味が強いみそは量を調整。

スピード10分

野菜に添えてサラダ風、ごはんにのせて丼にも

キムチサーモン

材料（2人分）

サーモン刺身…180g
白菜キムチ…100g
白すりごま…小さじ1
青じそ…適量

A

> おろししょうが…1かけ分
> ごま油、白いりごま
> 　…各大さじ1
> しょうゆ、みそ…各小さじ1

作り方

1 Aを大きめのボウルで混ぜ合わせる。

2 1にサーモンとキムチを入れて混ぜ、すりごまを加えてあえる。器に盛り青じそを添える。

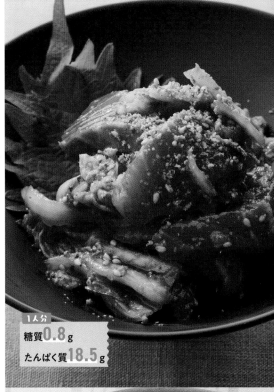

1人分
糖質0.8g
たんぱく質18.5g

POINT

サーモンのアスタキサンチンはダイエットと美容の強い味方！

パサつきがちな鮭も蒸し焼きでしっとり食感

鮭ときのこのホイル焼き

材料（2人分）

生鮭…2切れ（160g）
しめじ…大1袋（200g）
玉ねぎ…1/4個
塩…少々
こしょう…少々
小ねぎ（小口切り）…適量

A

> みそ…大さじ1
> 酒…小さじ1

作り方

1 玉ねぎは薄切り、鮭は水けをふいて塩、こしょうをふる。しめじは石づきを取りほぐす。

2 アルミホイルに玉ねぎ、しめじ、鮭の順にのせ、混ぜ合わせたAをのせて包む。同様にもう1つ作る。

3 フライパンに水大さじ2（分量外）を入れて2をのせ、蓋をして弱めの中火で5分蒸す。アルミホイルを開き小ねぎをのせる。

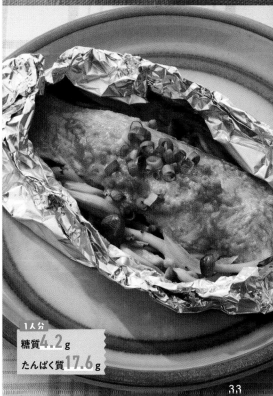

1人分
糖質4.2g
たんぱく質17.6g

POINT

アスタキサンチンの脂肪燃焼を助ける働きは、加熱しても効果◎。

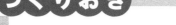

めかじき

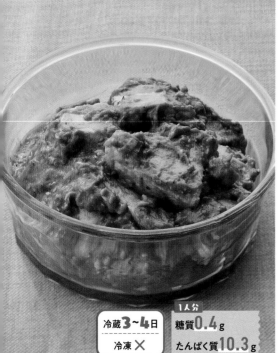

冷蔵 3〜4日	1人分
冷凍 1か月	糖質 1.4g / たんぱく質 10.7g

時間が経つほど味がしみておいしさアップ

めかじきのコンソメマリネ

材料（4人分）

めかじき … 3切れ（240g）
グリーンアスパラガス … 4本
玉ねぎ … 1/4個
オリーブオイル … 大さじ1
おからパウダー … 大さじ2
塩、こしょう … 各少々
A
「 オリーブオイル、レモン汁
　 … 各大さじ1
　 顆粒コンソメ … 小さじ2
L しょうゆ … 小さじ1

作り方

1 めかじきはひと口大に切り、塩、こしょうをふっておからパウダーをまぶす。アスパラは根元のかたい部分をピーラーでむき、1cmの斜め切りにする。

2 玉ねぎは薄切りにしてAとともに耐熱容器に入れ、ラップをして電子レンジで1分加熱する。

3 フライパンにオリーブオイルを入れ、中火でめかじきに焼き目をつける。裏返してアスパラを加え、蓋をして3分蒸し焼きにし、2に入れてなじませる。

POINT

おからパウダーをまぶすことで魚の身がパサつかず味もなじむ。

アボカドのあえ衣がまったり濃厚＆クリーミー

めかじきのアボカドソース

材料（4人分）

めかじき … 3切れ（240g）
アボカド … 1個
長ねぎ … 少々
A
「 おろしにんにく … 小さじ1/2
　 しょうゆ … 大さじ1/2
　 ごま油、白いりごま
　 … 各大さじ1
　 酢 … 小さじ1
L 豆板醤 … 小さじ1/2

作り方

1 めかじきはひと口大に切る。鍋に湯を沸かし2分ほどゆでる。

2 アボカドは皮をむいて種を取り、ボウルに入れてつぶす。

3 長ねぎをみじん切りにしてAとともに2に加え、ソース状になるまで混ぜる。1を入れてよくあえる。

冷蔵 3〜4日	1人分
冷凍 ✕	糖質 0.4g / たんぱく質 10.3g

POINT

〝食べる美容液〟アボカドのビタミンEでアンチエイジング！

POST CARD

おそれいりますが
切手を
お貼りください

104-8357

東京都中央区京橋3-5-7
(株)主婦と生活社　料理編集
『ずぼらやせ！瞬食ダイエット
つくりおき&スピード10分おかず152』係行

ご住所 〒　　　　-
お電話　　　　　　（　　　　　）
お名前（フリガナ） 男・女　年齢　　歳
ご職業　1. 主婦　2. 会社員　3. 自営業　4. 学生　5. その他（　　　）
未婚・既婚（　）年　　家族構成(年齢)

『ずぼらやせ！瞬食ダイエット つくりおき＆スピード10分おかず152』はいかがでしたか？ 今後の企画の参考にさせていただくため、アンケートにご協力ください。
＊お答えいただいた方、先着50名の中から抽選で10名様に、小社刊行物（料理本）をプレゼントいたします（刊行物の指定はできませんので、ご了承ください）。
当選者の発表は、商品の発送をもってかえさせていただきます。

Q1 この本を購入された理由は何ですか？

Q2 この本の中で「作りたい」と思った料理を3つお書きください。
（　　　　　　）ページの（　　　　　　　　　　　　　　　　）
（　　　　　　）ページの（　　　　　　　　　　　　　　　　）
（　　　　　　）ページの（　　　　　　　　　　　　　　　　）

Q3 この本の表紙・内容・ページ数・価格のバランスはいかがですか？

Q4 あなたが好きな料理研究家と、その理由を教えてください。

Q5 フォローされている料理関連のSNS（Instagram、YouTube、Twitter）で特にお気に入りのアカウント名と、その理由を教えてください。

Q6 この本についてのご意見、ご感想をお聞かせください。

＊ご協力ありがとうございました＊

スピード10分

こんがりめかじきに香ばしいにんにくのパンチ

めかじきのガーリックソテー

材料（2人分）

めかじき…2切れ（160g）
エリンギ…1パック（100g）
にんにく…2かけ
黒こしょう…少々
きざみパセリ…ひとつまみ
ベビーリーフ…適量
A
[酒、オリーブオイル
　…各大さじ1
[塩…小さじ1/3

作り方

1 めかじきはひと口大に、エリンギは食べやすい大きさに切り、にんにくは薄切りにする。

2 1にAを合わせてよくあえる。

3 フライパンに2を広げ入れて火にかけ、中火で5分ほど炒め、黒こしょうとパセリをふって軽く混ぜ合わせる。器に盛りベビーリーフを添える。

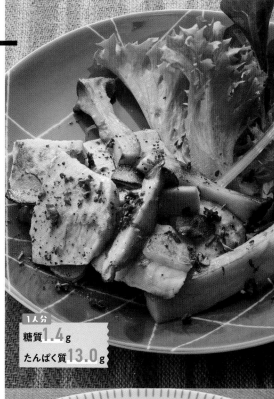

1人分
糖質 **1.4**g
たんぱく質 **13.0**g

POINT

歯ごたえのあるエリンギを組み合わせて満足感＆ボリュームUP。

ごまのコク＆ヨーグルトの酸味が相性バッチリ

めかじきのヨーグルトあえ

材料（2人分）

めかじき…2切れ（160g）
塩、こしょう…各少々
イタリアンパセリ…適量
A
[プレーンヨーグルト…大さじ2
[白すりごま…大さじ1
[しょうゆ…大さじ1/2
[塩、こしょう…各少々

作り方

1 めかじきはひと口大に切り、塩、こしょうをふる。

2 フライパンにフライパン用ホイルを敷き、1を両面焼く。

3 ボウルにAを入れてよく混ぜ、2を加えてあえる。器に盛りイタリアンパセリを添える。

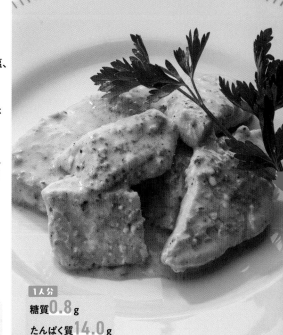

1人分
糖質 **0.8**g
たんぱく質 **14.0**g

POINT

ビタミンB6を含むごまをプラスして、たんぱく質の代謝を促進。

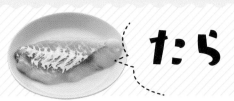

たら

バターのふくよかな香りがクセになる！

たらの塩昆布バター炒め

材料（4人分）

生たら…4切れ（320g）
長ねぎ…1本
まいたけ…1袋（120g）
おからパウダー…大さじ2
無塩バター…10g
酒…大さじ1
塩昆布…15g
塩…小さじ1/3
こしょう…少々

作り方

1 たらは3〜4等分に切り、骨を除いてから塩、こしょうをふっておからパウダーをまぶす。長ねぎは斜め薄切りにし、まいたけは食べやすい大きさにほぐす。

2 フライパンにバターを熱し、弱火でたらを6〜7分焼く。

3 長ねぎとまいたけを入れ、酒と塩昆布を加えて軽く炒め合わせる。

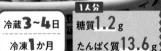

冷蔵**3〜4日** 冷凍**1か月**

1人分
糖質**1.2**g
たんぱく質**13.6**g

POINT

たらの水けをしっかりふいて下味をつけると香ばしい仕上がりに。

あっさりした白身がにんにくで変身

たらのガーリック炒め

材料（4人分）

生たら…4切れ（320g）
パプリカ…1個
にんにく…2かけ
オリーブオイル…大さじ2
塩…小さじ1/4
黒こしょう…少々
A
　しょうゆ…大さじ1
　レモン汁…大さじ1/2
　オリーブオイル…小さじ1

作り方

1 たらは3〜4等分に切り、塩、黒こしょうをふる。パプリカはひと口大に切り、にんにくは薄切りにする。

2 フライパンにオリーブオイルとにんにくを入れて熱し、香りが立ったら、たらの皮を下にして入れる。上にパプリカをのせて蓋をし中火で3分ほど蒸す。

3 全体を大きく混ぜ、**A**を加えて炒め合わせる。

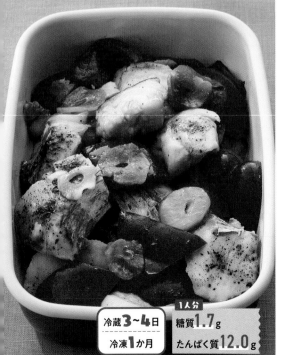

冷蔵**3〜4日** 冷凍**1か月**

1人分
糖質**1.7**g
たんぱく質**12.0**g

POINT

たらは身がやわらかいので炒めるときは混ぜすぎないのがコツ。

スピード10分

カリッと焼きつけた香ばしさも味のうち
たらのチーズソテー

材料（2人分）

生たら…2切れ（160g）
オリーブオイル…大さじ1
塩…小さじ1/4
こしょう…少々
ベビーリーノ…適量
A
┌ おからパウダー…大さじ1
│ 粉チーズ…大さじ1/2
└ 乾燥パセリ…適量

作り方

1 たらに塩、こしょうをふる。

2 小さい器でAをよく混ぜ、1にまぶす。

3 フライパンにオリーブオイルを熱し、中火で2の両面を焼き色がつくまで焼く。器に盛りベビーリーフを添える。

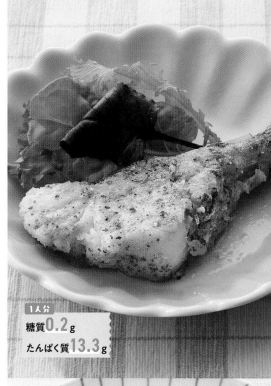

1人分
糖質 **0.2**g
たんぱく質 **13.3**g

POINT

淡泊な味わいのたらは、コクとうま味のある粉チーズで満足感UP。

野菜と蒸し焼きにすることで身がしっとり
たらのみそだれホイル蒸し

材料（2人分）

生たら…2切れ（160g）
玉ねぎ…1/2個
まいたけ…1袋（120g）
A
┌ みそ、みりん…各大さじ1
└ しょうゆ…小さじ1

作り方

1 玉ねぎは薄切り、まいたけは食べやすい大きさにほぐす。

2 アルミホイルの上に1を敷いて上にたらをのせる。Aを混ぜ合わせ、たらに塗って包む。同様にもう1つ作る。

3 オーブントースターで8〜9分ほど焼く。

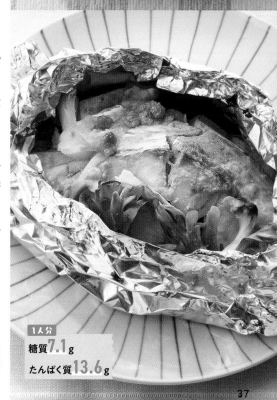

1人分
糖質 **7.1**g
たんぱく質 **13.6**g

POINT

生たらは身に透明感とハリがあり、ドリップが出ていないものが◎。

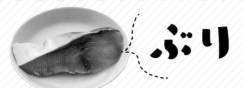

ぶり

しょうがを効かせた和食の基本おかず

ぶりの照り焼き

材料（4人分）

ぶり…4切れ（480g）

A
- しょうゆ…大さじ3
- 酒…大さじ2
- みりん…大さじ1
- おろししょうが…小さじ1

作り方

1 ぶりとAを合わせて10分ほど漬け込む。

2 フライパンにフライパン用ホイルを敷き、中火で1の両面を5〜6分しっかり焼く。

3 ホイルを取り除き、残っている漬け汁を入れ、ぶりにからめながら煮詰める。

冷蔵 **4〜5**日	1人分 糖質 **1.9**g
冷凍 **1**か月	たんぱく質 **19.5**g

POINT

漬け汁を加えてからしっかり煮詰めることで保存性がアップ。

ぶりのクセをカバーする大根おろしがポイント

ぶりのみぞれ煮

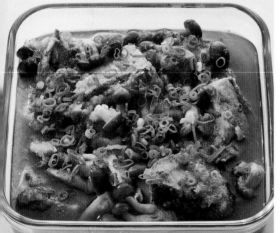

材料（4人分）

ぶり…4切れ（480g）

大根…1/4本

しめじ…1袋（100g）

小ねぎ（小口切り）…適量

だし汁…200ml

A
- しょうゆ…大さじ3
- 酒、みりん…各大さじ1
- おろししょうが…少々

作り方

1 ぶりはひと口大に切り、大根はすりおろす。しめじは石づきを取ってほぐす。

2 鍋にだし汁を入れて煮立たせ、大根おろし、Aを加えてよく混ぜる。

3 ぶりとしめじを入れ、蓋をして中火で5分ほど煮る。火が通ったら小ねぎを加える。

冷蔵 **3〜4**日	1人分 糖質 **1.2**g
冷凍 **2**週間	たんぱく質 **20.4**g

POINT

皮が弾けやすいので、温め直しは電子レンジ弱で30秒ずつ。

スピード10分

２種類のごまを衣にした風味満点の焼き魚
ぶりのごま焼き

材料（2人分）

ぶり…2切れ（240ｇ）
酒…大さじ1
しょうゆ…大さじ1
ごま油…大さじ1/2
青じそ…適量
A
［ 白いりごま…大さじ3
└ 黒いりごま…大さじ1

作り方

1 ぶりはひと口大に切り、酒、しょうゆと合わせる。

2 食品用ポリ袋にAを入れて軽く混ぜ、汁けをふいた1を入れ全体にまぶすようにふる。

3 フライパンにごま油を熱し、弱火で2の両面を6～7分こんがり焼く。器に盛り青じそを添える。

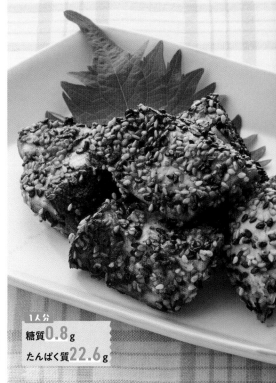

1人分
糖質**0.8**ｇ
たんぱく質**22.6**ｇ

POINT

2種のごまでカルシウム、アントシアニン、ポリフェノール摂取！

洋風の味つけで刺身がおしゃれなごちそうに
ぶりのカルパッチョ

材料（2人分）

ぶり刺身…150ｇ（約14枚）
ミニトマト…4個
ブロッコリースプラウト
　…1パック
A
［ オリーブオイル、しょうゆ
　　…各小さじ2
└ レモン汁…小さじ1

作り方

1 ミニトマトは4等分に切り、スプラウトは根を落とす。

2 Aをよく混ぜ合わせる。

3 器にぶりを盛りつけ、1を飾って2をかける。

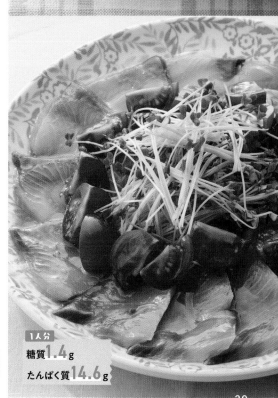

1人分
糖質**1.4**ｇ
たんぱく質**14.6**ｇ

POINT

刺身のぶりで、加熱に弱いビタミン類や良質な脂も逃さずとれる。

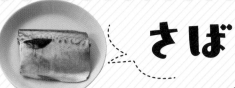

さば

酸味強めのたれで、脂がのったさばをさっぱりと

さばの野菜たっぷりマリネ

材料（4人分）
さば（三枚おろし）…2枚（230g）
にんじん…1/2本
きゅうり…1本
玉ねぎ…1/4個
おからパウダー…大さじ1
米油…大さじ1 1/2
A
┌ 酢…大さじ3
│ オリーブオイル…大さじ1 1/2
│ みりん…大さじ1
│ 塩…小さじ1/2
│ レモン汁…小さじ1
└ おろしにんにく…小さじ1/4

作り方

1 にんじん、きゅうりは細切り、玉ねぎは薄切りにし、Aと合わせる。

2 さばはひと口大に切り、塩小さじ1/2、こしょう少々（ともに分量外）をふっておからパウダーをまぶす。

3 フライパンに米油を熱し、弱めの中火で2の両面を5〜6分ほどしっかり焼き、1と合わせる。

POINT

さばは焼きたての熱いうちにマリネ液に漬け込むと味がなじむ。

冷蔵 **4〜5**日	**1人分** 糖質 **3.8**g
冷凍 **✕**	たんぱく質 **11.1**g

ごはんの相棒になる、かば焼き風のしっかり味

さばの和風しょうが焼き

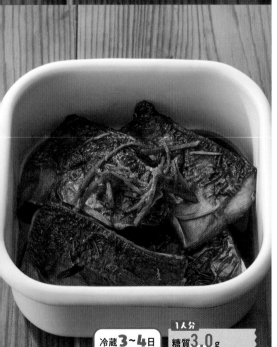

材料（4人分）
さば（三枚おろし）…2枚（230g）
しょうが…1かけ
A
┌ 酒…大さじ3
│ みりん…大さじ2
│ しょうゆ…大さじ1
└ 和風だしの素…小さじ1

作り方

1 さばは半分に切り、皮目に切り目を入れる。しょうがはせん切りにする。

2 フライパンにフライパン用ホイルを敷き、皮を下にしてさばをのせる。中火で片面が焼けたら裏返し、5分ほどかけて両面を焼く。

3 ホイルを取り除き、Aとしょうがを加え、全体に煮汁を回しかけながら3〜4分煮詰める。

POINT

さばのDHAやEPAで中性脂肪を減らし、内臓脂肪をつきにくく。

冷蔵 **3〜4**日	**1人分** 糖質 **3.0**g
冷凍 **1**か月	たんぱく質 **10.8**g

スピード10分

こんがり焼いて粉チーズとカレー粉の風味UP

さばのカレーピカタ

材料（2人分）

さば（三枚おろし）…1枚（120g）
米粉…大さじ1
米油…大さじ1
塩…小さじ1/4
こしょう…少々
レタス…適量
A
　卵…1個
　粉チーズ…大さじ1
　カレー粉…小さじ2
　乾燥パセリ…小さじ1

作り方

1 さばは食べやすい大きさに切り、塩、こしょうをふって米粉をまぶす。

2 ボウルでAをよく混ぜ、**1**を加えて全体にからませる。

3 フライパンに米油を熱し、弱めの中火で**2**の皮目から焼き始める。途中で裏返し、5分ほどかけて両面を焼く。器に盛りレタスを添える。

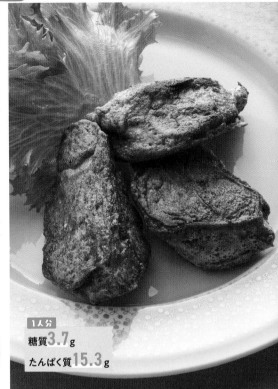

1人分
糖質3.7g
たんぱく質15.3g

POINT
さばの血合いには鉄が多く含まれ貧血の予防にも効果を発揮！

生のトマトが持つフレッシュな酸味をプラス

さばのトマトチーズ焼き

材料（2人分）

さば（三枚おろし）…1枚（120g）
トマト…1個
スライスチーズ…2枚
オリーブオイル…大さじ1/2
おろしにんにく…小さじ1
塩…小さじ1/4
黒こしょう…適量

作り方

1 さばは食べやすい大きさに切り、ざるの上に並べて熱湯をかける。トマトはひと口大に切る。

2 耐熱容器にさば、トマト、おろしにんにく、オリーブオイル、塩を入れて軽く混ぜ、チーズをちぎってのせる。ラップをして電子レンジで5分加熱する。

3 取り出して、黒こしょうをふる。

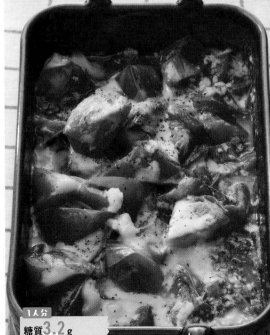

1人分
糖質3.2g
たんぱく質15.1g

POINT
さばの脂でトマトのリコピンを効率的に吸収。抗酸化作用UP！

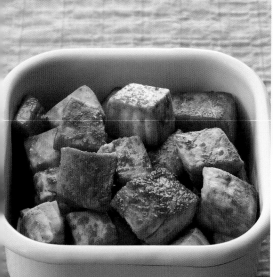

まぐろ

冷やしてもおいしいのでサラダのトッピングに

まぐろのマスタードあえ

材料（4人分）

まぐろ刺身…2さく（300g）
オリーブオイル…大さじ1/2
塩、こしょう…各少々
A
- プレーンヨーグルト…100g
- 粒マスタード、レモン汁
  …各大さじ1
- こしょう…少々

作り方

1 まぐろはひと口大に切り、塩、こしょうをふる。

2 フライパンにオリーブオイルを中火で熱し、**1**を転がしながら焼く。

3 大きめのボウルに**A**を入れて混ぜ、**2**を加えてからめる。

冷蔵**3**日	1人分 糖質**1.2**g
冷凍**2**週間	たんぱく質**17.7**g

POINT

ヨーグルトが分離するので温め直しは電子レンジ弱で30秒ずつ。

にんにくの香りでごはんが進む人気おかず

まぐろステーキ

材料（4人分）

まぐろ刺身…2さく（300g）
オリーブオイル…小さじ1
塩、こしょう…各少々
A
- しょうゆ、みりん、酒
  …各大さじ2
- おろしにんにく…小さじ1

作り方

1 まぐろはひと口大に切り、塩、こしょうをふる。

2 耐熱容器に**A**を入れて混ぜ、ラップをせずに電子レンジで1分加熱する。

3 フライパンにオリーブオイルを入れて中火で熱し、**1**を転がしながら4〜5分焼いて**2**をかける。

冷蔵**3〜4**日	1人分 糖質**2.8**g
冷凍**1**か月	たんぱく質**17.4**g

POINT

にんにくのビタミンB1・B6で糖質とたんぱく質の代謝を促進！

スピード10分

小さく刻んだ長いもの食感がアクセント
まぐろと長いもの韓国風

材料（2人分）

まぐろ刺身…1さく（150g）
長いも…100g
白いりごま…適量
A
　ごま油…大さじ1
　みりん…大さじ1/2
　しょうゆ、豆板醤、
　　おろしにんにく…各小さじ1
　レモン汁、塩…各小さじ1/2

作り方

1 まぐろは7mm程度に細かく切り、長いもは皮をむいて5mm角に切ってボウルに入れる。

2 A を加えて混ぜる。

3 皿に盛って、いりごまをふる。

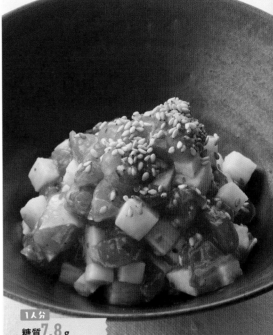

> **POINT**
>
> 長いものレジスタントスターチが脂肪の蓄積を防止。

1人分
糖質 7.8g
たんぱく質 17.9g

クリーミーなアボカドで赤身がトロに！
まぐろのアボカドあえ

材料（2人分）

まぐろ刺身…1さく（150g）
アボカド…1個
みょうが…2個
白いりごま…小さじ1
A
　しょうゆ…大さじ1
　わさび…小さじ1

作り方

1 まぐろはひと口大に切る。アボカドは皮をむき種を取ってさいの目切り、みょうがはせん切りにする。

2 ボウルに A を入れて混ぜ、**1**を加えてよくからめる。

3 器に盛って、いりごまをふる。

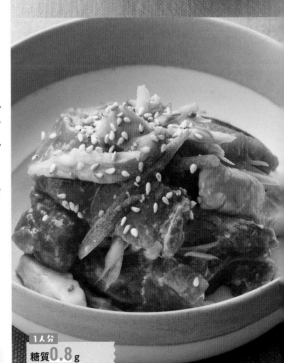

> **POINT**
>
> まぐろのタウリンには、血液中の中性脂肪を減らす働きあり！

1人分
糖質 0.8g
たんぱく質 18.9g

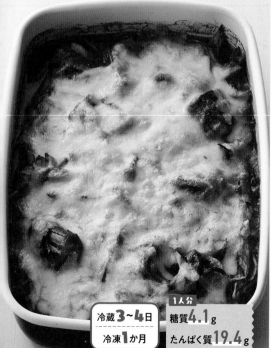

いわし

つくりおき

スパイスを効かせて青魚のクセをカバー

いわしのカレーソテー

材料（4人分）

いわしの開き…4枚（200g）
米油…大さじ2
塩…小さじ1/3
こしょう…少々

A
- おからパウダー…大さじ2
- 粉チーズ…大さじ1
- カレー粉…小さじ1

作り方

1 いわしは塩、こしょうをふる。

2 ボウルに**A**を入れて混ぜ、**1**にまんべんなくまぶす。

3 フライパンに米油を熱し**2**の皮目を下にして入れ、弱めの中火で2分半焼き、裏返してさらに2分半ほど焼く。

冷蔵**3〜4**日	1人分 糖質**0.2**g
冷凍**2**週間	たんぱく質**9.9**g

POINT

皮が弾けやすいので、温め直しは電子レンジ弱で30秒ずつ。

缶詰のいわしだから骨まで食べられる

いわしのトマトチーズ焼き

材料（4人分）

いわし水煮缶…2缶（300g）
まいたけ…1袋（120g）
玉ねぎ…1/2個
パプリカ…1/4個
カットトマト缶…1/2缶（200g）
ピザ用チーズ…100g
塩…小さじ1/2
こしょう…少々

作り方

1 まいたけは食べやすい大きさにほぐす。玉ねぎ、パプリカは薄切りにする。

2 耐熱容器に**1**、いわし、カットトマトを入れ、塩、こしょうを加えて軽く混ぜ合わせる。

3 **2**にチーズをのせて、200℃に温めたオーブンで20分ほど焼き色がつくまで焼く。

冷蔵**3〜4**日	1人分 糖質**4.1**g
冷凍**1**か月	たんぱく質**19.4**g

POINT

いわしにはカルシウム、ビタミンDも豊富。骨粗しょう症予防に◎。

スピード10分

こんがり焼いたみそ風味が、ごはんに◎

いわしのはちみつみそ焼き

材料（2人分）

いわしの開き…2枚（100g）
米油…大さじ1/2
レタス…適量
A
┌ みそ…大さじ1
│ はちみつ…大さじ1/2
└ しょうゆ…小さじ1/2

作り方

1 いわしをAと合わせてよくなじませる。

2 フライパンに米油を熱し、弱めの中火で1の皮目から2分焼き、裏返してさらに2分焼く。

3 器に盛ってレタスを添える。

POINT

やせホルモン・GLP-1の分泌を促す効果で過食を防止。

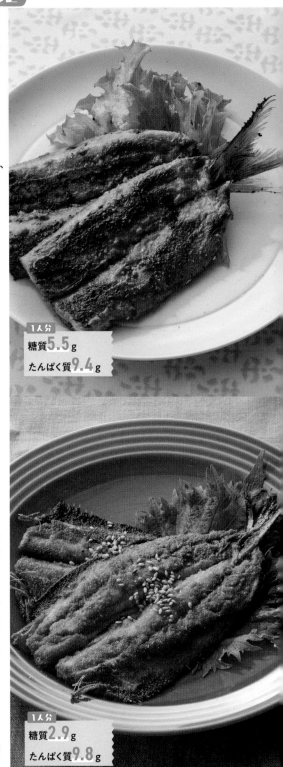

1人分
糖質 **5.5**g
たんぱく質 **9.4**g

グリルを使わずフライパンで時短調理

いわしのかば焼き

材料（2人分）

いわしの開き…2枚（100g）
おからパウダー…大さじ1
米油…大さじ1
白いりごま…小さじ1/2
青じそ…適量
A
┌ みりん、酒…各大さじ1
└ しょうゆ…小さじ2

作り方

1 いわしにおからパウダーをまぶす。

2 フライパンに米油を熱し、1の皮目を下にして入れ、弱めの中火で焼き目をつける。

3 ひっくり返して余分な油をふき取り、Aを入れて全体に回しかけながら焼く。器に盛っていりごまをふり、青じそを添える。

POINT

脂質が高めないわしは、控えめな味つけにすると◎。

1人分
糖質 **2.9**g
たんぱく質 **9.8**g

45

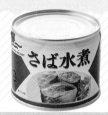

さば水煮缶

つくりおき

ホロッとやわらかいさばの身がキャベツになじむ

さばのキャベツ蒸し

材料（4人分）
さば水煮缶…1缶（180g）
キャベツ…¼個
A
┌ しょうゆ、みりん…各大さじ1
└ おろししょうが…小さじ1

作り方
1 キャベツは食べやすい大きさに切る。

2 フライパンにキャベツ、さばを缶汁ごと入れ、蓋をして弱めの中火で5分ほど加熱する。

3 **A**を加えて、さばをほぐすように混ぜる。

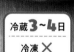

冷蔵 **3~4**日	1人分 糖質 **3.5**g
冷凍 **✕**	たんぱく質 **8.7**g

POINT

水分が多いと傷みやすくなるので、保存するときは汁けをきって。

なめらかなたれがからんで、ごはんにのせても美味

さばのうま煮

材料（4人分）
さば水煮缶…1缶（180g）
白菜…3枚
にんじん…¼本
A
┌ みりん、しょうゆ、水
│ 　…各大さじ1
└ 和風だしの素…小さじ1
B
┌ 片栗粉、水…各大さじ1

作り方
1 白菜は芯と葉をそれぞれ食べやすい大きさの細切り、にんじんは白菜に合わせて細切りにする。**B**を合わせておく。

2 フライパンに**A**を入れ、白菜の芯、にんじんを加えて中火にかける。煮立ったら白菜の葉とさばを缶汁ごと入れて5分ほど煮る。

3 さばをほぐしながら全体を混ぜ、一旦火を止める。**B**を溶き入れて再び火をつけ、大きく混ぜながらとろみをつける。

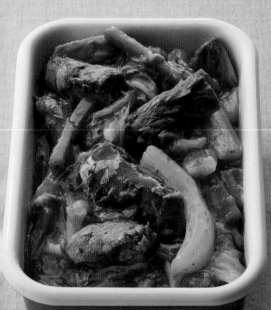

冷蔵 **3~4**日	1人分 糖質 **5.4**g
冷凍 **2**週間	たんぱく質 **8.7**g

POINT

水溶き片栗粉を入れたらしっかり沸騰させると、とろみ長持ち！

スピード10分

さばのうま味とにんにくでエリンギまでおいしく

さば缶アヒージョ

材料（2人分）

さば水煮缶…1缶(180 g)
エリンギ…1パック(100 g)
にんにく…1かけ
酒(あれば白ワイン)…大さじ1
オリーブオイル…大さじ3
塩…少々
小ねぎ(小口切り)…適量

作り方

1 さばは缶汁をきって酒をふる。エリンギ、にんにくは薄切りにする。

2 小さめのフライパンにオリーブオイルとにんにくを入れて中火にかけ、香りが立ったらさばとエリンギを加える。

3 ふつふつと沸いたら塩、小ねぎを入れる。

POINT

オリーブオイルは加熱しても酸化しにくいので、炒めものにも活用◎。

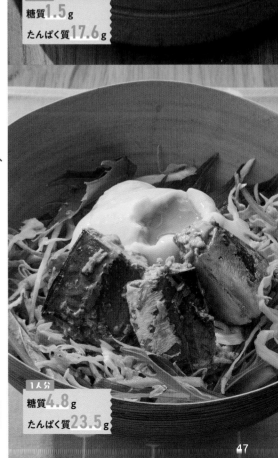

1人分
糖質 **1.5** g
たんぱく質 **17.6** g

魚、卵、野菜を一度にとれる楽々ワンプレート

さば缶パワーサラダ

材料（2人分）

さば水煮缶…1缶(180 g)
卵…2個
キャベツ…2枚
にんじん…1/4本
水菜…1/2株
水…100㎖
A
┌ しょうゆ…大さじ2
│ 酢…大さじ1
│ レモン汁、みりん
└ …各大さじ1/2

作り方

1 キャベツ、にんじんはせん切り、水菜は5㎝ほどに切る。

2 深さのある耐熱容器に卵1個を割り入れて水50㎖を加える。ラップをして電子レンジで1分加熱し温泉卵を作る。同様にもう1つ作る。

3 器に1を盛り、缶汁を切ったさば、温泉卵をのせる。別の器でAを混ぜてかける。

POINT

水煮缶のさばは薄い塩味がついているので塩分は最小限に。

1人分
糖質 **4.8** g
たんぱく質 **23.5** g

47

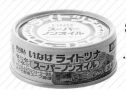

ツナ水煮缶

つくりおき

こんがりチーズと豆腐のヘルシーグラタン風

ツナと豆腐のチーズ焼き

材料（4人分）
ツナ水煮缶…1缶（70g）
木綿豆腐…1/2丁（150g）
ピザ用チーズ…50g
粉チーズ…大さじ1
オリーブオイル…大さじ1/2
塩、黒こしょう…各少々

作り方

1 豆腐はペーパータオルに包んで5分ほど水切りをする。食べやすい大きさにちぎってボウルに入れ、缶汁をきったツナ、オリーブオイル、塩、黒こしょうを入れて大きく混ぜる。

2 耐熱容器に1を敷き、ピザ用チーズ、粉チーズの順にのせる。

3 200℃に温めたオーブンで15〜20分ほど焼く。

冷蔵 3〜4日
冷凍 ✕
1人分 糖質 0.5g
たんぱく質 9.0g

POINT

ツナに含まれるナイアシンが糖質や脂質の代謝をサポート！

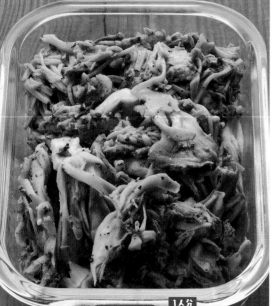

ツナのうま味がしみたきのこに、ゆかりが香る

ツナときのこのゆかりあえ

材料（4人分）
ツナ水煮缶…3缶（210g）
まいたけ…1袋（120g）
えのきだけ…大1袋（200g）
桜えび（干）…15g
無塩バター…10g
ゆかり…小さじ2

作り方

1 まいたけは食べやすい大きさにほぐす。えのきは石づきを取り半分に切ってほぐす。

2 耐熱容器に1と缶汁をきったツナ、桜えび、バターを入れてラップをし、電子レンジで6分加熱する。

3 2を取り出して、ゆかりを入れて混ぜる。

冷蔵 4〜5日
冷凍 1か月
1人分 糖質 0.7g
たんぱく質 9.8g

POINT

無塩バターなしで作り、冷えた状態にアマニ油をかけて食べても◎。

スピード10分

シャキシャキわかめとキムチを使った中華風
ツナと豆腐のピリ辛サラダ

材料（2人分）
ツナ水煮缶…1缶（70g）
木綿豆腐…1/2丁（150g）
白菜キムチ…50g
乾燥わかめ…3g
鶏がらスープの素…小さじ1/2
白いりごま…適量

作り方

1 わかめは水で戻してから小さく切る。

2 ボウルに缶汁をきったツナ、キムチ、**1**、鶏がらスープの素を入れて混ぜる。豆腐を食べやすい大きさにちぎって加え、全体をあえる。

3 器に盛って、いりごまをふる。

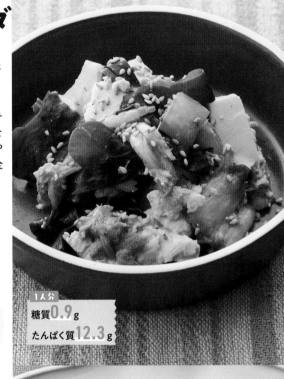

1人分
糖質 **0.9** g
たんぱく質 **12.3** g

POINT

発酵食品のキムチ、食物繊維が多い海藻で腸内環境を改善！

レンチンで作れるやさしい食感
ツナチーズオムレツ

材料（2人分）
ツナ水煮缶（缶汁をきる）
　　…1缶（70g）
卵…2個
ピザ用チーズ…15g
塩、こしょう…各少々
レタス、ミニトマト…各適量

作り方

1 ボウルに野菜以外のすべての材料を入れて混ぜる。

2 深さのある耐熱皿にラップを敷き、**1**の半量を入れる。ラップをかけずに電子レンジで40秒加熱し、ひと混ぜしてさらに40秒加熱する。

3 電子レンジから取り出し、敷いていたラップを使ってラグビーボール形に整える。器に盛りつけ、レタスとミニトマトを添える。同様にもう1つ作る。

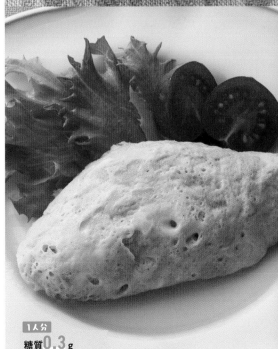

1人分
糖質 **0.3** g
たんぱく質 **12.8** g

POINT

フライパンを使わないのでノンオイル＆洗いものも少なく一石二鳥。

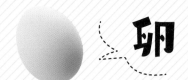

卵

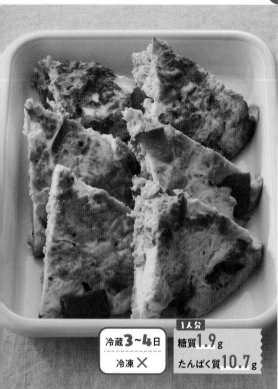

冷蔵 **3~4日**	1人分
冷凍 ✕	糖質 **1.9** g たんぱく質 **10.7** g

ふわふわ卵の中で豆腐がとろりん

スパニッシュ豆腐オムレツ

材料（3人分）

卵…3個
絹ごし豆腐…150 g
鶏ひき肉…80 g
玉ねぎ…1/4個
赤パプリカ…1/4個
スライスチーズ…1枚
オリーブオイル…大さじ1/2
塩…小さじ1/2
こしょう…少々

作り方

1 豆腐はペーパータオルで水切りしてひと口大に崩し、玉ねぎはみじん切りにする。フライパンにオリーブオイル半量を入れて熱し、中火で玉ねぎとひき肉を炒め冷ます。

2 ボウルに卵を溶き、**1**、ひと口大に切ったパプリカとチーズ、塩、こしょうを加えて混ぜる。

3 フライパンに残りのオリーブオイルを入れ、中火で**2**が半熟になるまで焼き、弱火で蓋をして両面5分ずつ焼く。

POINT

チーズは食後血糖値を急上昇させない低GI食品！

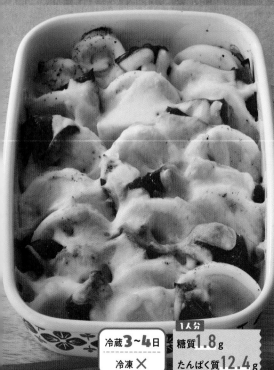

冷蔵 **3~4日**	1人分
冷凍 ✕	糖質 **1.8** g たんぱく質 **12.4** g

こんがりチーズが卵とチキンのつなぎ役

ゆで卵とチキンの重ね焼き

材料（4人分）

卵…3個
市販のサラダチキン…1枚（100 g）
赤パプリカ…1個
ピザ用チーズ…50 g
塩、こしょう…各少々

作り方

1 卵はかためにゆでて殻をむき、5mm程度の輪切りにする。サラダチキン、パプリカはひと口大に切る。

2 耐熱容器にゆで卵、サラダチキン、パプリカの順に重ねるように並べ、塩、こしょうをふってチーズを全体に散らす。

3 200℃に温めたオーブンで15分焼く。

POINT

卵に含まれるビタミンA・Eの抗酸化作用で老化や病気も予防！

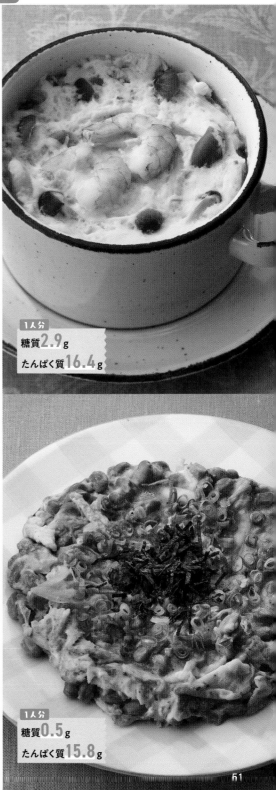

スピード10分

山いも入りで、ふんわりなめらかな食感

レンチン茶わん蒸し

材料（2人分）

卵…3個
えび（ゆでたもの）…4尾
木綿豆腐…50g
山いも…30g
しめじ…1/2袋（50g）
小ねぎ…10g
A
- 水…200ml
- 鶏がらスープの素…小さじ2
- 塩…小さじ1/4

作り方

1 しめじは石づきを取ってほぐし、小ねぎは小口切り、山いもは皮をむきすりおろしてこれらをボウルに入れ、豆腐をフォークでつぶし加え混ぜる。

2 別のボウルに卵を溶き、**A**、**1**、えびを加えてよく混ぜる。

3 耐熱容器に**2**の半量を流し入れ、ラップをして電子レンジで1分半加熱し、取り出して全体を混ぜたらさらに1分加熱する。再び全体を混ぜてさらに1分加熱する。もう1つも同様に作る。

POINT

蒸し器なしの時短＆簡単調理。スープ感覚で栄養を丸ごと摂取。

1人分
糖質**2.9**g
たんぱく質**16.4**g

蒸し焼きにすることで納豆がふっくら！

納豆とキムチのオムレツ

材料（2人分）

卵…3個
納豆…2パック（80g）
白菜キムチ…40g
無塩バター…大さじ1
しょうゆ…小さじ1
きざみのり、
　小ねぎ（小口切り）…各適量

作り方

1 卵はボウルに入れ、キムチをきざんで加える。納豆、しょうゆも入れてよく混ぜる。

2 フライパンにバターを熱し、**1**を流し入れて蓋をし弱火で3〜5分ほど焼く。

3 器に盛り、きざみのり、小ねぎをのせる。

POINT

キムチのカプサイシンが代謝を促し、効率的に脂肪を燃焼。

1人分
糖質**0.5**g
たんぱく質**15.8**g

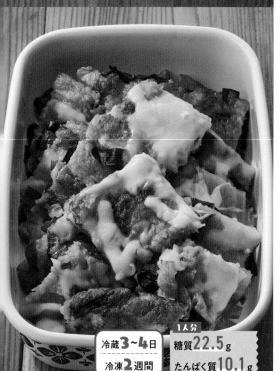

豆腐類

つくりおき

野菜もとれる具だくさんの洋風炒り豆腐

豆腐とひき肉のトマト煮

材料（4人分）

卵…3個
木綿豆腐…1/2丁（150g）
カットトマト缶…1/4缶（100g）
鶏ひき肉…100g
玉ねぎ…1/4個
赤パプリカ…1/4個
スライスチーズ…1枚
乾燥パセリ…適量
オリーブオイル…大さじ1
塩…小さじ1/2
こしょう…少々
A
[しょうゆ、みりん…各小さじ2

作り方

1 豆腐はペーパータオルで包んで5分ほど水切りし、ひと口大にちぎる。玉ねぎはみじん切り、パプリカは5mm角に切る。

2 フライパンにオリーブオイルを熱し、中火で玉ねぎとひき肉を炒め、塩、こしょうする。火が通ったら豆腐、パプリカ、カットトマト、Aを入れる。

3 卵を溶き、2に回し入れて大きく混ぜたらチーズをちぎって散らす。チーズが溶けたらパセリをふる。

冷蔵**3~4**日	1人分 糖質**3.5**g
冷凍**1**か月	たんぱく質**12.3**g

POINT

つくりおきに水けは大敵。豆腐はしっかり水切りして保存性をアップ。

カリッ、モチッ、ふんわりのやみつき食感

豆腐とキムチのチヂミ

材料（3人分）

木綿豆腐…1丁（300g）
白菜キムチ…100g
にら…1/2束
ピザ用チーズ…30g
片栗粉…大さじ8
ごま油…大さじ1
A
[しょうゆ…小さじ2
　塩…ひとつまみ
　こしょう…少々

作り方

1 にらは3cm程度の長さに切る。

2 ボウルに豆腐を入れてつぶし、片栗粉を加えて混ぜる。1、キムチ、Aを加えて混ぜる。

3 フライパンにごま油を熱し、2を入れて平らにならし弱めの中火で4分焼く。裏返してチーズを散らし、蓋をしてさらに3分ほど蒸し焼きにする。食べやすい大きさに切り分ける。

冷蔵**3~4**日	1人分 糖質**22.5**g
冷凍**2**週間	たんぱく質**10.1**g

POINT

糖質のとりすぎにならないよう、ごはんがわりの主食として選んで。

スピード10分

うま味の正体は、しらす干しと焼きのり

厚揚げのチーズ焼き

材料（2人分）

厚揚げ…2枚（300 g）
ピザ用チーズ…50 g
長ねぎ…1/4本
しらす干し…30 g
焼きのり…1/2枚
小ねぎ（小口切り）…適量

A
- みりん…大さじ1
- みそ…大さじ1/2

作り方

1 長ねぎは薄切りにし、しらす、ちぎったのりと合わせる。

2 厚揚げはひと口大に切って耐熱皿に並べる。Aを混ぜて塗り1をのせる。

3 チーズを全体に散らし、オーブントースターで5〜6分ほど焼く。器に盛り、小ねぎをのせる。

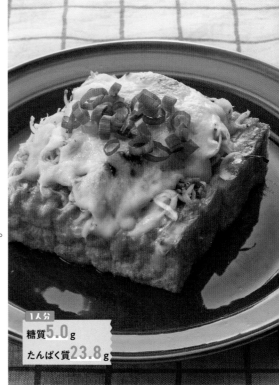

1人分
糖質 **5.0** g
たんぱく質 **23.8** g

POINT

低糖質な厚揚げは女性に不足しがちなカルシウムや鉄もとれて◎。

豆腐は食感のしっかりした木綿が◎

豆腐とかいわれの塩昆布あえ

材料（2人分）

木綿豆腐…1丁（300 g）
かいわれ菜…1パック
ブロッコリースプラウト
　…1パック

A
- 塩昆布…10 g
- ごま油…大さじ1/2
- しょうゆ…小さじ1
- 白いりごま…適量

作り方

1 かいわれ菜は根を落として半分に切り、スプラウトは根を切り落とす。

2 豆腐はペーパータオルに包んで水切りしボウルに入れ、スプーンで粗く崩す。

3 1とAを加え、やさしくあえる。

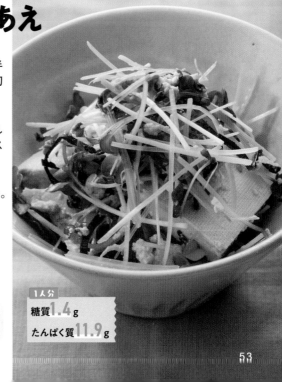

1人分
糖質 **1.4** g
たんぱく質 **11.9** g

POINT

絹ごしよりも木綿のほうが脂肪燃焼、代謝アップに効果的！

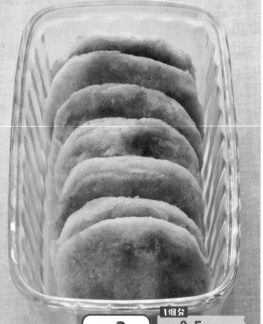

豆類

おかわり必至のだしを効かせた懐かしい味
和風ドライカレー

材料（4人分）

大豆水煮…1パック（100g）
豚ひき肉…100g
にんじん…1/2本
玉ねぎ…1/2個
ごぼう…1/4本
A
┌ カレー粉…大さじ1
　和風だしの素…小さじ1
　塩…小さじ1/3
└ しょうゆ…小さじ1 1/2

作り方

1 にんじん、玉ねぎ、ごぼうは1cm角程度に切る。

2 フライパンにひき肉を入れて中火にかけ、そぼろ状になったら1を加え、蓋をして弱火で10分蒸し焼きにする。

3 大豆とAを加えて混ぜ、全体になじませる。

| 冷蔵3〜4日 | 1人分 糖質3.2g |
| 冷凍1か月 | たんぱく質8.1g |

POINT

冷凍は1食分ずつラップに包み、保存袋に入れて味をキープ。

チーズのダブル使いで外カリッ、中やわらか
おからチーズもち

材料（2〜3人分／7個）

おからパウダー…30g
水、無調整豆乳…各100ml
ピザ用チーズ…80g
粉チーズ…20g
片栗粉…大さじ2
米油…大さじ1
塩…少々

作り方

1 ボウルに米油以外の材料をすべて入れて、よく混ぜる。

2 1を7等分して直径5cmくらいの円形にまとめる。

3 フライパンに米油を弱めの中火で熱し、2を4〜5分両面焼く。

| 冷蔵3日 | 1個分 糖質2.5g |
| 冷凍1か月 | たんぱく質5.0g |

POINT

おからパウダーは、生のおから150g（水なし）にかえてもOK！

スピード10分

食感に変化を出すミックスビーンズが◎

豆たっぷりミネストローネ

材料（2人分）

ミックスビーンズ…80g
トマト水煮缶…1缶（400g）
市販のサラダチキン…110g
玉ねぎ…1/4個
水…200ml
顆粒コンソメ…4g
塩…小さじ1/4
黒こしょう…少々
乾燥パセリ…適量

作り方

1 玉ねぎは1cm角に切り、耐熱容器に入れてラップをし電子レンジで1分加熱する。サラダチキンは食べやすい大きさにほぐす。

2 鍋に1と、パセリ以外のすべての材料を入れて中火にかけ、ひと煮立ちさせる。

3 器によそい、パセリをふる。

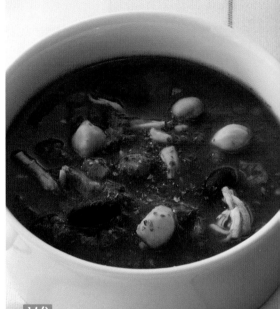

1人分
糖質**9.0**g
たんぱく質**12.7**g

POINT

3種の豆でカリウム、ビタミンB1、ポリフェノールが一気にとれる。

ツナのうま味を吸った大豆がふっくら美味

大豆とツナの甘辛炒め

材料（2人分）

大豆水煮…1パック（100g）
ツナ水煮缶…1缶（70g）
白いりごま…小さじ1/2
米油…小さじ1/2
A
[みりん、しょうゆ…各小さじ2

作り方

1 大豆とツナは缶汁をきる。

2 フライパンに米油を中火で熱して1を軽く炒め、**A**を加えて汁けがなくなるまで炒める。器に盛っていりごまをふる。

1人分
糖質**2.2**g
たんぱく質**11.4**g

POINT

高たんぱくの大豆には便秘解消、むくみ予防、脂肪燃焼効果も！

\ 身体がよろこぶ /
罪悪感ゼロ♪ ヘルシーおやつ

おやつも食事の一部。 小麦粉ではなく、大豆が原料のおからパウダーやきな粉を使えば
たんぱく質をとれます。 砂糖も油も使わない低糖質・低脂質でかしこく間食♪

＼ 砂糖がわりのバナナで
自然な甘み♪ ／

シナモン＆ココアの
おからマフィン

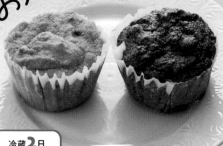

冷蔵 **2**日
冷凍 **2**週間

材料
（直径7cmのマフィン型・8個分）

無調整豆乳 … 100ml
プレーンヨーグルト … 80g
卵 … 2個
バナナ … 1本
はちみつ … 大さじ1½
無塩ナッツ … 40g
シナモンパウダー … 小さじ¼
ココアパウダー … 10g

A
おからパウダー … 40g
ベーキングパウダー … 小さじ2

作り方

1 ボウルに豆乳、ヨーグルト、卵、はちみつを入れて泡立て器でよく混ぜる。バナナを加えフォークなどで細かくつぶす。

2 別の器で**A**をしっかり混ぜ、砕いたナッツとともに**1**に加えて、泡立て器でよく混ぜる。生地を半量に分け、シナモンパウダーとココアパウダーをそれぞれの生地に混ぜる。

3 紙カップを敷いたマフィン型に**2**を入れ、200℃に温めたオーブンで20分ほど焼く。

＼ 耐熱の保存容器で
作れる！ ／

ふわふわしっとり
きな粉ケーキ

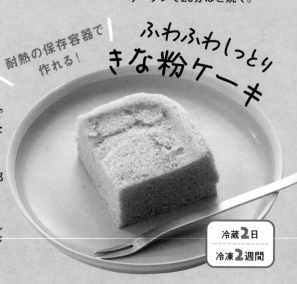

冷蔵 **2**日
冷凍 **2**週間

材料
（650mlの保存容器 1個分）
※13cm×13cm×6cm を使用

卵 … 2個
水 … 60ml

A
エリスリトール … 35g
きな粉 … 10g
おからパウダー … 15g
ベーキングパウダー … 6g

作り方

1 ボウルに**A**を入れて泡立て器でよく混ぜ、水を入れてダマにならないようにゆっくり混ぜる。

2 卵を1個ずつ割り入れ、その都度よく混ぜる。

3 耐熱の保存容器に入れて、ふんわりラップをかけ、電子レンジで4分加熱する。

＼ 砂糖の
かわりにコレ！ ／

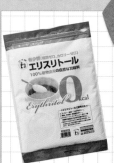

カロリーゼロで砂糖がわりに使えるエリスリトールは天然の甘味料。ネットショップなどで購入できる。

「おやつは3時」！
素焼きナッツもおすすめ

起床から8時間後はいちばん脂肪がつきにくいタイミングなので、「おやつは3時」が賢い選択。おすすめは、低糖質でビタミン・ミネラル・食物繊維が豊富な素焼きナッツ。脂質をとりすぎないよう量の目安は1日ひとつかみ程度に。小袋タイプを選ぶと食べすぎ防止に♪

＼ 1つかみ ／

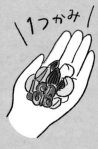

2章

ビタミンB群

がとれる

サブ おかず

たんぱく質・糖質・脂質の代謝をサポートする、ビタミンB群の簡単副菜

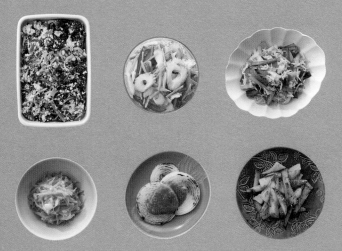

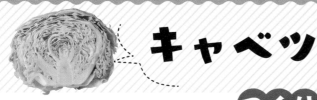

キャベツ

ちりめんじゃこでうま味アップ＆食感にアクセント

キャベツのじゃこごまあえ

材料（4人分）
キャベツ…¼個（230g）
ちりめんじゃこ…40g
A
　黒すりごま…大さじ2
　しょうゆ、みりん
　　…各大さじ½

作り方

1 キャベツは細切りにして耐熱容器に入れ、ラップをして電子レンジで2分加熱する。

2 ボウルにAを入れてしっかり混ぜ、水けを絞った1とじゃこを加えてよくあえる。

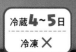

冷蔵**4〜5**日	1人分
冷凍 ✕	糖質**2.7**g たんぱく質**4.9**g

POINT

あらかじめ、ごまと調味料を混ぜておくことでムラのない味つけに。

シンプルなのに箸が止まらなくなる便利な常備菜

キャベツの梅おかかあえ

材料（4人分）
キャベツ…¼個（230g）
梅干し…1個
塩…小さじ½
A
　かつお節…1パック（3g）
　しょうゆ…小さじ1

作り方

1 キャベツは5mm幅の細切りにし、塩をふって10分おく。

2 1を絞ってボウルに入れる。種を取った梅干しをちぎって入れ、Aを加えてあえる。

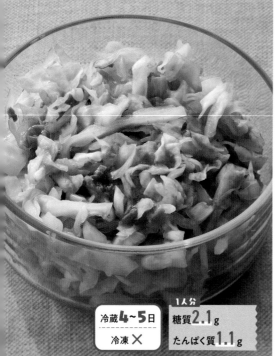

冷蔵**4〜5**日	1人分
冷凍 ✕	糖質**2.1**g たんぱく質**1.1**g

POINT

梅干しのクエン酸で疲労回復、腸の働きを活発にして便秘も解消！

スピード10分

せん切りしょうががさわやかに香るお手軽漬けもの

レンチン浅漬け

材料（2人分）

キャベツ…3枚（150g）
にんじん…1/4本
しょうが…1/2かけ
A
　みりん…大さじ1
　しょうゆ…小さじ2
　和風だしの素…小さじ1

作り方

1 キャベツはざく切り、にんじんとしょうがはせん切りにする。

2 耐熱容器に**1**と**A**を入れ、ラップをして電子レンジで3分加熱する。

3 取り出して全体を混ぜる。

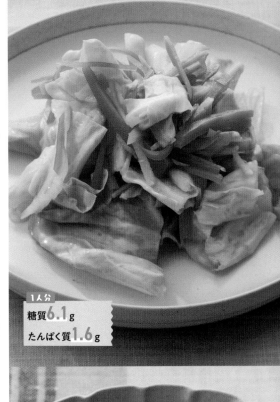

1人分
糖質**6.1**g
たんぱく質**1.6**g

POINT

キャベツの食物繊維とカリウムで、余分な塩分と水分を排出！

蒸し焼きで引き出した野菜のやさしい甘み

キャベツのだし煮

材料（2人分）

キャベツ…3枚（150g）
もやし…1/2袋
ごま油…小さじ1/2
A
　水…150mℓ
　しょうゆ…小さじ2
　和風だしの素…小さじ1

作り方

1 キャベツは食べやすい大きさに切る。

2 フライパンにごま油を熱し、キャベツともやしを中火で30秒ほど軽く炒める。

3 **A**を加えて蓋をし、3分ほど蒸し焼きにする。

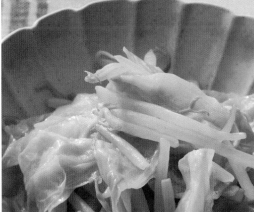

1人分
糖質**3.3**g
たんぱく質**2.0**g

POINT

キャベツのビタミンCは水溶性ビタミン。汁ごと食べるのが◎。

にんじん

甘みのあるにんじんを、にんにく風味で

にんじんのナムル

材料（4人分）
にんじん…大2本（400g）
A
┌ ごま油、白すりごま
│　　…各大さじ1½
│ しょうゆ…大さじ1
│ おろしにんにく
│　　…小さじ1½
└ 塩…ひとつまみ

作り方

1 にんじんはせん切りにして耐熱容器に入れ、ラップをして電子レンジで3分加熱する。

2 ボウルに**A**を入れてよく混ぜ、**1**を加えてしっかりあえる。

冷蔵 **4〜5**日	**1人分** 糖質 **5.9**g
冷凍 **1**か月	たんぱく質 **1.5**g

POINT

にんじんのβ-カロテンは油と一緒にとることで吸収率がアップ！

つけ合わせに重宝するオレンジ色の副菜

はちみつ酢にんじん

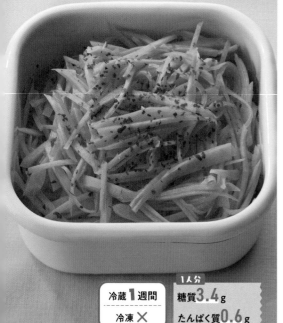

材料（4人分）
にんじん…2本（280g）
乾燥パセリ…少々
A
┌ 酢…100mℓ
│ はちみつ…大さじ½
└ 塩…小さじ½

作り方

1 にんじんはスライサー（なければ包丁）でせん切りにする。

2 食品用ポリ袋に**1**と**A**を入れて味がなじむようよくもみ込み、容器に移し、パセリをふる。

冷蔵 **1**週間	**1人分** 糖質 **3.4**g
冷凍 **✕**	たんぱく質 **0.6**g

POINT

酢で血糖値の上昇をゆるやかに。味が決まるので減塩にも効果◎。

スピード10分

ピリリと辛い粉山椒で味にメリハリ
にんじんの甘辛炒め

材料（2人分）

にんじん…1本（140g）
ちりめんじゃこ…10g
ごま油…大さじ1/2
粉山椒…適量
A
　みりん…大さじ1
　しょうゆ…大さじ1/2

作り方

1 にんじんはせん切りにする。

2 フライパンにごま油を熱し、1、
じゃこを中火でよく炒める。

3 Aを加えて汁けがなくなるま
で炒め、器に盛って粉山椒をふ
る。

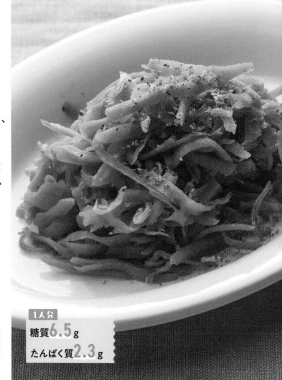

1人分
糖質6.5g
たんぱく質2.3g

POINT

カルシウムとビタミンDが豊富なちりめんじゃこで骨を強化！

パンにのせてもおいしい洋風あえもの
にんじんのクリームチーズあえ

材料（2人分）

にんじん…1本（140g）
クリームチーズ…30g
A
　しょうゆ…小さじ1/2
　塩、こしょう…各少々

作り方

1 にんじんはせん切りにして耐
熱容器に入れ、ラップをして電
子レンジで2分加熱する。

2 クリームチーズは1cm角程度に
切り、1と合わせてよく混ぜる。

3 Aを加えてよくあえる。

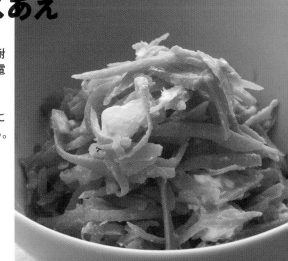

1人分
糖質12.0g
たんぱく質2.3g

POINT

クリームチーズのビタミンA・Eがアンチエイジングを後押し！

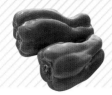

ピーマン・パプリカ

ピーマンの苦みが消えて甘さが際立つ
まるごとピーマン煮

材料（4人分）
ピーマン…8個
しょうが…1かけ
A
- だし汁…300mℓ
- しょうゆ…大さじ1¹/₂
- みりん…大さじ1

作り方

1 ピーマンはヘタを落として種を取る。しょうがはせん切りにする。

2 鍋に**A**としょうがを入れて火にかける。煮立ったらピーマンを加え、蓋をして弱火で10分ほど煮る。

冷蔵 **3~4日**
冷凍 ✕
1人分
糖質 **2.6**g
たんぱく質 **0.9**g

POINT

ピーマンのビタミンCは熱に強く、煮ものや炒めものにおすすめ。

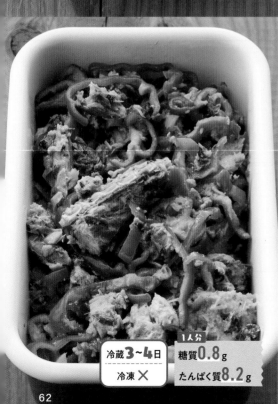

さば缶のうま味がなじんだテッパンの味
無限ピーマン

材料（4人分）
ピーマン…5個
さば水煮缶…1缶（180g）
しょうゆ、ごま油…各小さじ1
鶏がらスープの素…小さじ1

作り方

1 ピーマンはヘタを落として種を取り、細切りにする。

2 耐熱容器に**1**とすべての材料を入れて混ぜ、ラップをして電子レンジで3分30秒加熱する。

冷蔵 **3~4日**
冷凍 ✕
1人分
糖質 **0.8**g
たんぱく質 **8.2**g

POINT

水煮ならツナやいわしの缶詰でもOK。魚のうま味でおいしく!

スピード10分

黄パプリカの彩りおかずは、お弁当にも◎

ピーマンの塩昆布あえ

材料（2人分）

ピーマン…2個
黄パプリカ…1個
A
  塩昆布…10g
  かつお節…1パック（3g）

作り方

1 ピーマン、パプリカはヘタを落として種を取り、細切りにする。耐熱容器に入れて電子レンジで2分加熱する。

2 **A**を加えて全体を混ぜる。

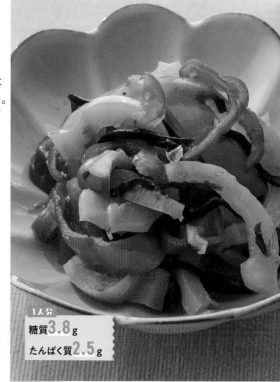

1人分
糖質 **3.8**g
たんぱく質 **2.5**g

POINT

ピーマンに含まれるカプシエイトが代謝を高めて脂肪燃焼をお助け。

かくし味の豆板醤でピリ辛アクセント

ピーマンのピリ辛あえ

材料（2人分）

ピーマン…4個
えのきだけ…1袋（100g）
焼きのり…1枚
白いりごま…少量
A
  ごま油…小さじ1/2
  鶏がらスープの素…小さじ1/2
  しょうゆ…小さじ1/2
  豆板醤…小さじ1/4

作り方

1 ピーマンはヘタを落として種を取り細切りにし、えのきは石づきを取り半分に切ってほぐす。

2 耐熱容器に**1**と**A**を入れて混ぜ、ラップをして電子レンジで2分加熱する。

3 のりをちぎり、いりごまとともに加えてサッとあえる。

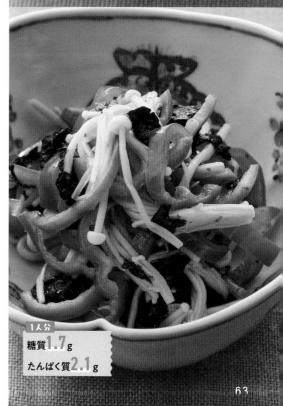

1人分
糖質 **1.7**g
たんぱく質 **2.1**g

POINT

ビタミンやミネラルが豊富な〝海の緑黄色野菜〟のりをプラス。

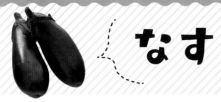

なす

炒めてから漬け込んで味なじみ抜群

なすのピリ辛漬け

材料（4人分）

なす…3本（250g）
ピーマン…2個
赤唐辛子…1本
米油…大さじ1

A
- 酢…大さじ1
- しょうゆ…大さじ1
- みりん…大さじ1/2

作り方

1 なすは乱切り、ピーマンはひと口大に切る。

2 フライパンに米油を熱し、**1**を入れ中火で3分ほど炒める。

3 赤唐辛子は小口切りにし、保存容器に入れて**A**とよく混ぜる。**2**を加えてなじませる。

冷蔵 **3〜4**日	1人分 糖質 **2.7**g
冷凍 ✕	たんぱく質 **0.8**g

POINT

なすのクロロゲン酸が脂質分解を早め、血液の流れをよくする！

皮をむいたなすがトロッとやわらか

なすとしょうがのオイル蒸し

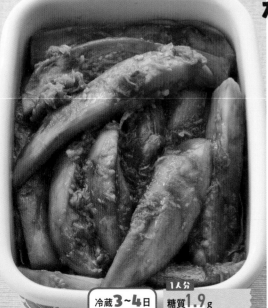

材料（4人分）

なす…3本（250g）

A
- しょうゆ…大さじ2
- ごま油…大さじ1
- おろししょうが…小さじ2

作り方

1 なすは皮をピーラーでむいて3分ほど水にさらし、ペーパータオルで水分をふき取る。

2 耐熱容器に入れ、ラップをして電子レンジで3分加熱し、粗熱がとれたら2cm程度の長さに切る。

3 **A**を混ぜ、**2**に加えて味がなじむよう、よくあえる。

冷蔵 **3〜4**日	1人分 糖質 **1.9**g
冷凍 **1**か月	たんぱく質 **1.0**g

POINT

なすに含まれるオスモチンには糖尿病やメタボを予防する効果も。

スピード10分

みそとツナのコク深いうま味がジュワッ

なすとツナのみそあえ

材料（2人分）

なす…2本（160g）
ごま油…大さじ1/2
A
┌ ツナ水煮缶…1缶（70g）
│ 白すりごま…大さじ1/2
└ みそ、みりん…各大さじ1/2

作り方

1 なすは2cm幅の半月切りにする。

2 フライパンにごま油を熱し、**1**
を入れて中火で3分ほど炒める。

3 ボウルに**A**を入れてよく混ぜ、
2を加えてあえる。

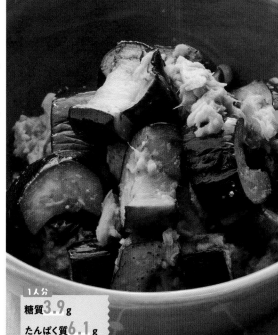

1人分
糖質 **3.9**g
たんぱく質 **6.1**g

POINT

なすには血を造るビタミンの葉酸や、むくみ解消のカリウムも豊富。

チーズとキムチをのせるだけで即ごちそう！

なすキムチーズ

材料（2人分）

なす…2本（160g）
白菜キムチ…30g
ピザ用チーズ…50g
オリーブオイル…大さじ1/2

作り方

1 なすは1.5cm幅程度の輪切りに
する。

2 耐熱容器に並べて、オリーブオ
イルを回しかける。

3 キムチを全体にのせ電子レン
ジで3分加熱し、チーズをのせ
てさらに2分加熱する。

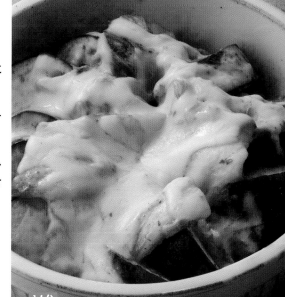

POINT

キムチとチーズ、発酵食品をダブル使いすることで腸内環境が整う。

1人分
糖質 **2.1**g
たんぱく質 **6.3**g

きゅうり

鼻に抜けるわさびの香りがクセになる

きゅうりと長いものわさび漬け

材料（4人分）

きゅうり…2本
長いも…100g

A
塩昆布…5g
みりん…大さじ1
しょうゆ…大さじ1/2
わさび（チューブ）…大さじ1/2

作り方

1 きゅうりは薄い輪切りにし、長いもは皮をむいて短冊切りにする。

2 食品用ポリ袋にAを入れてよく混ぜ、1を加えてよくもみ込む。

冷蔵 **4〜5日**
冷凍 ✕

1人分
糖質 **5.4** g
たんぱく質 **1.1** g

POINT

きゅうりのシトルリンが血管を広げ、血流をよくしてむくみも解消。

おなじみの組み合わせに梅干しをプラス

きゅうりとわかめの梅肉あえ

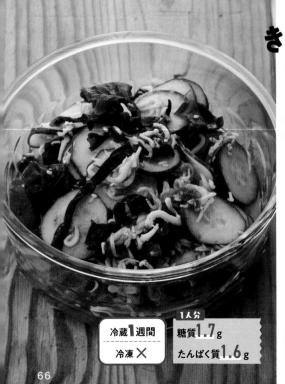

材料（4人分）

きゅうり…1本
しらす干し…30g
乾燥わかめ…5g
梅干し…1個
白いりごま…適量

A
酢…大さじ2
みりん…大さじ1
しょうゆ…小さじ1

作り方

1 きゅうりは薄切りにし、わかめは水で戻して小さめに切る。

2 梅干しは種を取って細かくたたき、ボウルに入れてAと混ぜ合わせる。

3 1、しらすを入れてよく混ぜ、いりごまを加えてあえる。

冷蔵 **1週間**
冷凍 ✕

1人分
糖質 **1.7** g
たんぱく質 **1.6** g

POINT

きゅうりのカリウムは余分なナトリウムを排出し高血圧予防にも◎。

スピード10分

生とは違う、火を通した新食感！

きゅうりのピリ辛炒め

材料（2人分）
きゅうり…1本
ごま油…小さじ1/2
一味唐辛子…適量
A
　しょうゆ…小さじ2
　みりん、酢…各小さじ1
　おろししょうが…小さじ1/2
　和風だしの素…小さじ1/2

作り方
1　きゅうりは4〜5cm程度のスティック状に切る。

2　フライパンにごま油を熱し、きゅうりを入れて中火で1分ほど軽く炒める。

3　Aを加えてよく炒め、器に盛って一味唐辛子をふる。

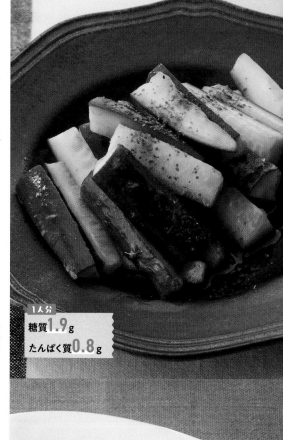

1人分
糖質 **1.9**g
たんぱく質 **0.8**g

POINT

きゅうりの皮にあるβ-カロテン。加熱調理でかたい皮も食べやすく。

みずみずしいきゅうりを超速で調理

きゅうりのキムチあえ

材料（2人分）
きゅうり…1本
白菜キムチ…50g
ごま油…小さじ1
しょうゆ…小さじ1/2
塩…少々

作り方
1　きゅうりは乱切りにする。

2　ボウルに1とすべての材料を入れて混ぜる。

POINT

不溶性食物繊維を含むきゅうりは、血糖値の急上昇を抑える。

1人分
糖質 **0.8**g
たんぱく質 **1.0**g

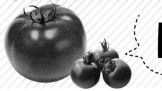

トマト・ミニトマト

つくりおき

レモンの酸味しっかり！ サラダ感覚でどうぞ

トマトのさっぱりマリネ

材料（4人分）

トマト…大2個（400g）
きゅうり…1本
玉ねぎ…1/2個

A
┌ 酢…大さじ3
│ オリーブオイル…大さじ1 1/2
│ はちみつ、レモン汁
│ 　…各小さじ1/2
│ おろしにんにく…小さじ1/2
│ 塩…小さじ1/4
└ 黒こしょう…少々

作り方

1 トマトはヘタを取って半分に切ってから1cm幅に切り、きゅうり、玉ねぎは薄切りにする。

2 ボウルにAを入れてよく混ぜ、1を加えてよくあえる。

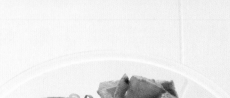

冷蔵 4〜5日	1人分 糖質 6.0g
冷凍 ×	たんぱく質 0.9g

POINT

トマトのリコピンやβ-カロテンは油と一緒にとると吸収率UP。

ピリ辛コチュジャンがトマトの甘みを引き立てる

韓国風トマト

材料（4人分）

トマト…大2個（400g）
小ねぎ（小口切り）…適量

A
┌ 白すりごま…大さじ1
│ コチュジャン…大さじ1
│ みりん…大さじ1/2
│ 鶏がらスープの素…小さじ1/2
└ おろしにんにく…小さじ1/2

作り方

1 トマトはヘタを取ってひと口大に切る。

2 ボウルにAを入れてよく混ぜ、1を加えてあえ、器に盛って小ねぎを散らす。

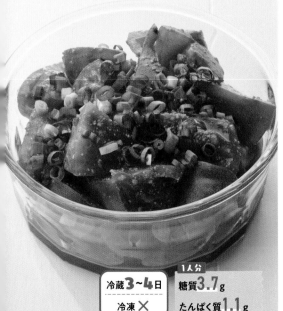

冷蔵 3〜4日	1人分 糖質 3.7g
冷凍 ×	たんぱく質 1.1g

POINT

にんにくはすりおろして代謝向上に効果的なアリシンを引き出す！

スピード10分

こんがり焼いたトマトがとってもジューシー
トマトステーキ

材料（2人分）

トマト…大1個（200g）
おからパウダー…大さじ1
オリーブオイル…大さじ1
粉チーズ…大さじ1/2
パセリ…適量
レタス…適量

作り方

1 トマトはヘタを取って1cm幅の輪切りにし、おからパウダーをまぶす。

2 フライパンにオリーブオイルを中火で熱し、1を入れ1分ずつ両面焼く。

3 器に盛り粉チーズ、パセリをきざんでかけてレタスを添える。

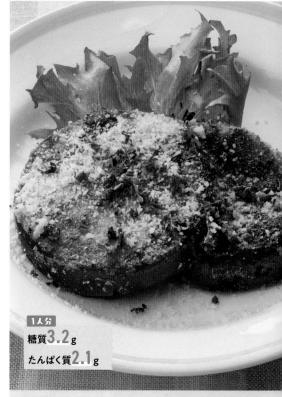

1人分
糖質 3.2 g
たんぱく質 2.1 g

POINT

加熱調理でリコピンの吸収率が3倍以上に、うま味成分もアップ。

甘酸っぱいトマトに合うアボカドのコク
トマトとアボカドのしょうゆ漬け

材料（2人分）

ミニトマト…10個
アボカド…1個
A
　おろしにんにく…小さじ1/2
　水…150mℓ
　しょうゆ…60mℓ

作り方

1 ミニトマトはヘタを取る。アボカドは種を取って皮をむき、ひと口大に切る。

2 耐熱容器にAを入れ、ラップをして電子レンジで1分加熱する。

3 1を加え、再度ラップをして電子レンジで1分加熱する。

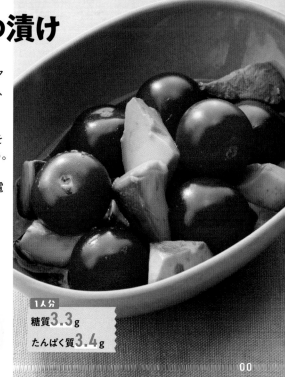

1人分
糖質 3.3 g
たんぱく質 3.4 g

POINT

ミニトマトはトマトよりも栄養価が高く、リコピンの量は約3倍！

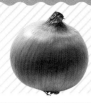

玉ねぎ

合わせる主菜を選ばない便利な常備菜

玉ねぎときのこの焼きびたし

材料（4人分）

玉ねぎ…2個
しいたけ…4個
しめじ…大1袋（200ｇ）
A
- だし汁…100mℓ
- しょうゆ…大さじ2
- レモン汁…大さじ1

作り方

1 玉ねぎは1cm幅に切る。しいたけは石づきを取って半分に切り、しめじは石づきを取って小房に分ける。

2 ボウルにAを入れてよく混ぜる。

3 フライパンにフライパン用ホイルを敷き2回に分けて1をこんがりと焼き、2に漬け込む。

冷蔵4〜5日	1人分 糖質9.6ｇ
冷凍1か月	たんぱく質2.6ｇ

POINT

きのこのうま味成分・グルタミン酸の効果で薄味でもおいしく。

だしの役目をはたす、かつお節をたっぷりと

玉ねぎの和風サラダ

材料（4人分）

玉ねぎ…2個
かつお節…2パック（6ｇ）
小ねぎ（小口切り）…適量
A
- 酢…大さじ2
- しょうゆ…大さじ1
- みりん…大さじ½
- レモン汁…小さじ1

作り方

1 玉ねぎは薄切りにして耐熱容器に入れ、ラップをして電子レンジで6分加熱する。

2 ザルにあけて水けをきり、ボウルに入れてかつお節と合わせる。小ねぎをAとともに加え全体をあえる。

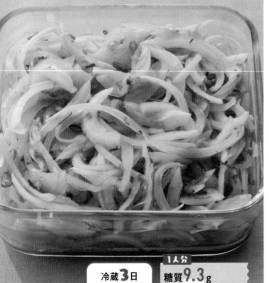

冷蔵3日	1人分 糖質9.3ｇ
冷凍✕	たんぱく質2.0ｇ

POINT

脂肪の燃焼をサポートする酢とレモンを加えてダイエット効果UP。

スピード10分

じっくり焼いた玉ねぎの甘さにびっくり

玉ねぎステーキ みそだれ添え

材料（2人分）

玉ねぎ…1個
オリーブオイル…大さじ1/2
A
　みそ、みりん…各大さじ1
　しょうゆ、酢…各小さじ1

作り方

1 玉ねぎは1cm幅の輪切りにする。

2 フライパンにオリーブオイル
を入れ、玉ねぎを片面3分ずつ
中火で両面焼く。

3 耐熱容器にAを入れ、ラップを
せずに電子レンジで2分加熱す
る。2を器に盛って、たれをか
ける。

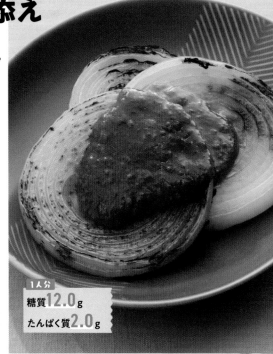

1人分
糖質12.0g
たんぱく質2.0g

POINT

玉ねぎのアリシンが血行を促進。ダイエットの大敵・冷え性を改善。

玉ねぎときゅうりのシャキシャキ食感が◎

玉ねぎとわかめの中華あえ

材料（4人分）

玉ねぎ…1個
きゅうり…1本
乾燥わかめ…5g
A
　鶏がらスープの素…大さじ1
　ごま油…大さじ2
　おろしにんにく…小さじ1
　白いりごま…大さじ1

作り方

1 玉ねぎは薄切りにして耐熱容
器に入れ、ラップをして電子レ
ンジで3分加熱する。

2 きゅうりは薄切りにする。わ
かめは水で戻してひと口大に
切る。

3 1の水けをしっかり取ってボウ
ルに入れ、2、Aを加えてしっ
かり混ぜる。

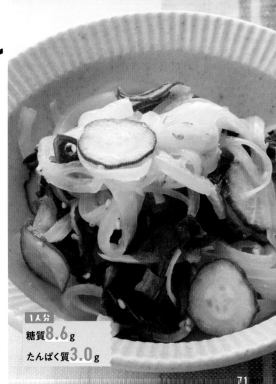

1人分
糖質8.6g
たんぱく質3.0g

POINT

玉ねぎのフラクトオリゴ糖はおなかの調子を整えて免疫力も高める。

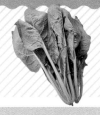

ほうれん草

野菜の持ち味を生かす甘めのあえ衣

ほうれん草の白あえ

材料（4人分）

ほうれん草…1束（230g）
木綿豆腐…1/2丁（150g）
にんじん…4cm
しめじ…1袋（100g）
白すりごま…大さじ2

A

みそ…大さじ1
しょうゆ…小さじ2
みりん…小さじ2

作り方

1 豆腐はペーパータオルで水切りする。ほうれん草は4cmの長さに切り、にんじんはせん切り、しめじは石づきを取りほぐす。

2 耐熱容器ににんじんを入れ、ラップをして電子レンジで1分加熱する。ほうれん草としめじを加え、再度ラップをして4分加熱する。

3 ボウルに豆腐を入れて軽くつぶし、Aを入れてよく混ぜる。2の水けをきってから加えてあえ、すりごまを入れて混ぜる。

POINT

ほうれん草には細胞の老化を抑えるβ-カロテンが多く含まれる。

冷蔵 **3～4**日	**1人分**
冷凍 **×**	糖質 **2.6**g
	たんぱく質 **5.5**g

ツナのうま味＆わかめの食感がマッチ

ほうれん草とツナのごまあえ

材料（4人分）

ほうれん草…1束（230g）
ツナ水煮缶…1缶（70g）
乾燥わかめ…3g

A

白すりごま…大さじ1
しょうゆ、みりん
…各大さじ1/2

作り方

1 ほうれん草は4cm程度の長さに切って耐熱容器に入れ、ラップをして電子レンジで3分半加熱する。粗熱がとれたら水けを絞る。わかめは水で戻して小さく切る。

2 ボウルにAを入れてよく混ぜ、1、缶汁をきったツナを加えてしっかり混ぜる。

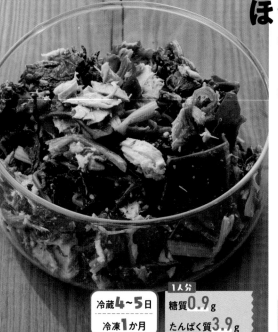

POINT

ほうれん草の食物繊維は満腹感を感じるホルモンの分泌を増やす。

冷蔵 **4～5**日	**1人分**
冷凍 **1**か月	糖質 **0.9**g
	たんぱく質 **3.9**g

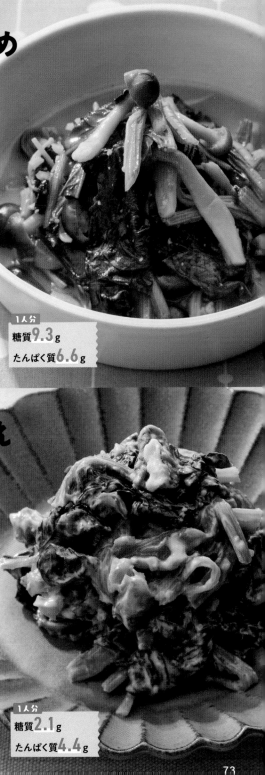

鉄の含有量はダントツ。
血を造る葉酸との相乗効果も◎

スピード10分

2種類のきのことみそで、ダブルのうま味

ほうれん草のピリ辛みそ炒め

材料（2人分）

ほうれん草…1束（230g）
しめじ…大1袋（200g）
えのきだけ…1/2袋（100g）
にんにく…2かけ
ごま油…人さじ1/2
A
| みそ、酒、みりん…各大さじ2
| 一味唐辛子…適量

作り方

1 ほうれん草は4cm程度の長さに切り、にんにくはみじん切りにする。しめじは石づきを取って小房にほぐし、えのきは石づきを取って半分に切ってほぐす。

2 フライパンにごま油とにんにくを入れて火にかけ、香りが立ったらしめじとえのきを入れてしんなりするまで中火で炒める。

3 ほうれん草とAを入れて、よく炒める。

POINT

ほうれん草ときのこの低糖質コンビはダイエットの強い味方。

1人分
糖質 **9.3**g
たんぱく質 **6.6**g

カリッと香ばしいくるみを加えた変わり種

ほうれん草のくるみみそあえ

材料（2人分）

ほうれん草…1束（230g）
くるみ…15g
A
| プレーンヨーグルト…大さじ2
| みそ…大さじ1

作り方

1 ほうれん草は4cm程度の長さに切って耐熱容器に入れ、ラップをして電子レンジで3分半加熱する。粗熱がとれたら水けをきる。

2 ボウルにAを入れてよく混ぜ、1、砕いたくるみを加えてよくあえる。

POINT

発酵食品を組み合わせて腸活効果アップ。やせ体質をさらに加速！

1人分
糖質 **2.1**g
たんぱく質 **4.4**g

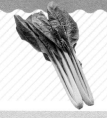

小松菜

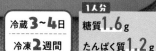

つくりおき

上品な味つけのなめらかなあんがなじむ

小松菜のとろみあん

材料（4人分）
小松菜…1束（280g）
ごま油…大さじ1/2

A
- 酒…大さじ1
- みりん…大さじ1/2
- しょうゆ…小さじ2
- 鶏がらスープの素…小さじ1/2

B
- 片栗粉…小さじ1
- 水…100mℓ

作り方

1 小松菜は茎と葉をそれぞれ3cm程度の長さに切る。AとBはそれぞれ別の器で混ぜる。

2 フライパンにごま油を熱し、小松菜の茎を入れて中火で1分ほど炒める。葉とAを加えて混ぜ、蓋をして1分ほど蒸し焼きにする。

3 火を止め、Bを混ぜながら加えて全体を大きく混ぜる。再度火をつけて30秒ほど加熱し、とろみをつける。

POINT

小松菜のβ-カロテンで疲労回復。油を使った料理で吸収しやすく。

冷蔵 **3~4**日	**1人分**
冷凍 **2**週間	糖質 **1.6**g たんぱく質 **1.2**g

口いっぱいに広がる磯の風味でおいしさ倍増

小松菜の焼きのりあえ

材料（4人分）
小松菜…1束（280g）
焼きのり…1枚

A
- だし汁、しょうゆ…各大さじ1

作り方

1 小松菜は3cm程度の長さに切って耐熱容器に入れ、ラップをして電子レンジで3分ほど加熱する。粗熱がとれたら水けを絞る。

2 ボウルに1を入れ、のりを細かくちぎって加え、よく混ぜる。

3 Aを加えてよくあえる。

POINT

食物繊維とカリウムを含む小松菜は便秘やむくみの解消にも◎。

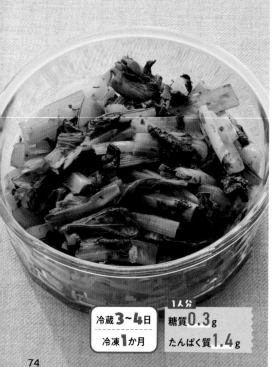

冷蔵 **3~4**日	**1人分**
冷凍 **1**か月	糖質 **0.3**g たんぱく質 **1.4**g

スピード10分

鼻に抜けるわさびの香りが大人の味わい

小松菜のおひたしわさび風

材料（2人分）

小松菜…1束（280g）

A
  しょうゆ…小さじ2
  わさび（チューブ）…小さじ1
  和風だしの素…小さじ1/2

作り方

1 小松菜は3cm程度の長さに切って耐熱容器に入れ、ラップをして電子レンジで3分ほど加熱する。粗熱がとれたら水けを絞る。

2 ボウルにAを入れてよく混ぜ合わせる。

3 1を加えて全体になじませながら混ぜる。

POINT

わさびの辛味成分・アリルイソチオシアネートにデトックス効果！

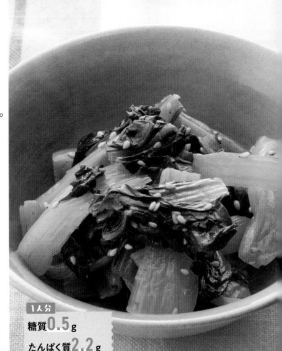

1人分
糖質0.5g
たんぱく質2.5g

思わずあとをひく、ごま油とにんにくの風味

やみつき小松菜

材料（2人分）

小松菜…1束（280g）

A
  ごま油…大さじ1/2
  白いりごま…小さじ1
  おろしにんにく…小さじ1/2
  塩…小さじ1/2

作り方

1 小松菜は3cm程度の長さに切って耐熱容器に入れ、ラップをして電子レンジで3分加熱する。粗熱がとれたら水けを絞る。

2 ボウルにAを入れてよく混ぜ合わせる。

3 1を加えて全体になじませながら混ぜる。

POINT

小松菜の色素成分・ネオキサンチンは脂肪の蓄積を抑える。

1人分
糖質0.5g
たんぱく質2.2g

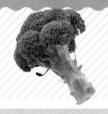

ブロッコリー

たっぷりのすりごまがからんで香ばしさいっぱい

ブロッコリーのナムル

材料（4人分）

ブロッコリー…1株（250g）

A

> ごま油、白いりごま
> …各大さじ1
> 鶏がらスープの素…小さじ1
> しょうゆ…小さじ1
> おろしにんにく…小さじ1/2
> 一味唐辛子…適量

作り方

1 ブロッコリーは小さめの小房に切って耐熱容器に入れ、ラップをして電子レンジで4分ほど加熱する。

2 ボウルに**A**を入れてよく混ぜ、**1**を入れて全体になじませる。

冷蔵**4〜5**日	1人分
冷凍**1**か月	糖質**1.0**g たんぱく質**2.2**g

POINT

ビタミンCはゆでると水に溶け出てしまうので、レンチン調理が◎。

パスタの数倍おいしいブロッコリーアレンジ

ブロッコリーのペペロン風

材料（4人分）

ブロッコリー…1株（250g）

しめじ…1袋（100g）

にんにく…1かけ

赤唐辛子…1本

水…大さじ2

オリーブオイル…大さじ1

酢…小さじ1

塩…小さじ1/2

黒こしょう…少々

作り方

1 ブロッコリーは小房に切り、しめじは石づきを取ってほぐす。にんにくは薄切り、赤唐辛子は種を取り除く。

2 フライパンにオリーブオイル、にんにく、赤唐辛子を入れて火にかけ、香りが立ったらブロッコリー、しめじ、水を加える。蓋をして弱めの中火で4〜5分蒸し焼きにする。

3 蓋を取って塩、黒こしょうをふり、酢を入れて炒め合わせる。

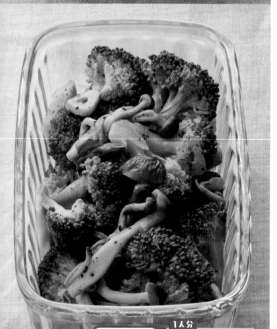

冷蔵**4〜5**日	1人分
冷凍**2**週間	糖質**1.3**g たんぱく質**2.0**g

POINT

ブロッコリーの茎はつぼみ以上にビタミンCが豊富。

スピード10分

キムチの辛味をクリームチーズでまろやかに

ブロッコリーのキムチーズ

材料（2人分）
ブロッコリー…1/2株（125g）
白菜キムチ…40g
クリームチーズ…30g
オリーブオイル…小さじ1

作り方

1 ブロッコリーは小房に切って耐熱容器に入れ、ラップをして電子レンジで2分30秒ほど加熱する。

2 キムチは細かく刻んでボウルに入れ、クリームチーズ、オリーブオイルを加えて混ぜ合わせる。

3 1を加えて全体をあえる。

POINT

野菜の中では高たんぱくなブロッコリー。低糖質でアレンジ自在。

1人分
糖質1.3g
たんぱく質3.1g

しょうがの香味パワーが食欲をそそる

ブロッコリーの焼きびたし

材料（2人分）
ブロッコリー…1/2株（125g）
水…大さじ1
酒…小さじ1
塩…少々
A
ごま油…大さじ1
みりん…大さじ1/2
しょうゆ…小さじ1
おろししょうが…小さじ1

作り方

1 ブロッコリーは小房に切る。

2 フライパンに1、水、酒、塩を入れて蓋をし、中火で4分ほど蒸し焼きにする。

3 ボウルにAを入れて混ぜ、2を加えてよくあえる。

POINT

ブロッコリーのスルフォラファンには解毒と抗酸化作用あり。

1人分
糖質2.3g
たんぱく質1.7g

グリーンアスパラガス

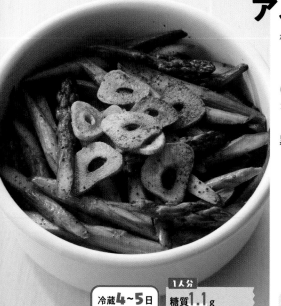

軽く炒めることでシャキシャキ感もキープ

アスパラのガーリックソテー

材料（4人分）
グリーンアスパラガス
　…2束（200g）
にんにく…2かけ
オリーブオイル…大さじ1
しょうゆ…大さじ1/2
黒こしょう…少々

作り方

1 アスパラは根元のかたい部分をピーラーでむいて3cm長さの斜め切り、にんにくは薄切りにする。

2 フライパンにオリーブオイルとにんにくを入れて弱火にかけ、にんにくがきつね色になったら取り出す。

3 中火にしてアスパラを軽く炒め、しょうゆを回し入れる。にんにくを戻し入れ、黒こしょうをふる。

冷蔵4~5日	1人分 糖質1.1g
冷凍1か月	たんぱく質1.1g

POINT

焦げやすいにんにくは弱火でゆっくり加熱し、オイルに香りを移して。

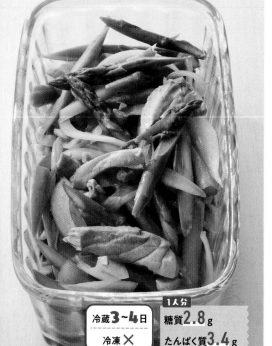

しっかり酢を効かせたマリネ液が絶妙

アスパラのサーモンマリネ

材料（作りやすい分量）
グリーンアスパラガス
　…2束（200g）
サーモン刺身…50g
玉ねぎ…1/2個
レモン汁…小さじ1
A
┌ 酢…大さじ2
│ オリーブオイル…大さじ1 1/2
│ 顆粒コンソメ…小さじ1 1/2
└ しょうゆ…小さじ1

作り方

1 アスパラは根元のかたい部分をピーラーでむいて3cm長さの斜め切り、サーモンは細切りにして耐熱容器に入れる。

2 レモン汁を加えてあえ、ラップをして電子レンジで2分加熱する。

3 玉ねぎは薄切りにし、Aとともに2に加えて全体を混ぜる。

冷蔵3~4日	1人分 糖質2.8g
冷凍✕	たんぱく質3.4g

POINT

アスパラガスのルチンが毛細血管を強くして高血圧を予防。

スピード10分

豆乳を使ったチーズソースが相性抜群

焼きアスパラのチーズ添え

材料（2人分）

グリーンアスパラガス
　　…1束（100g）
オリーブオイル…大さじ1/2
A
┌ ピザ用チーズ…50g
└ 無調整豆乳…大さじ1

作り方

1 アスパラは根元のかたい部分
　をピーラーでむいて半分の長
　さに切る。

2 フライパンにオリーブオイル
　を中火で熱し、1の全体に焼き
　色がつくように転がしながら
　焼く。

3 耐熱容器にAを入れてラップ
　をし、電子レンジで30秒ほど
　加熱してよく混ぜる。2を器に
　盛ってチーズソースをかける。

POINT

チーズソースは時間が経つとかたくなるので食べる直前にレンチンを。

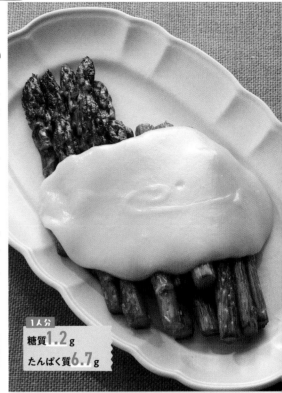

1人分
糖質 1.2g
たんぱく質 6.7g

アスパラガスの色味を生かす白ごまが◎

アスパラのすりごまあえ

材料（2人分）

グリーンアスパラガス
　　…1束（100g）
A
┌ 白すりごま…大さじ1
│ みりん…小さじ2
└ しょうゆ…小さじ1

作り方

1 アスパラは根元のかたい部分
　をピーラーでむいて3cm長さの
　斜め切りにする。耐熱容器に
　入れ、ラップをして電子レンジ
　で2分加熱する。

2 ボウルにAを入れてよく混ぜ、
　1を加えてあえる。

POINT

アスパラガスは鉄の吸収を助けるビタミンCも含有。牛肉の副菜に◎。

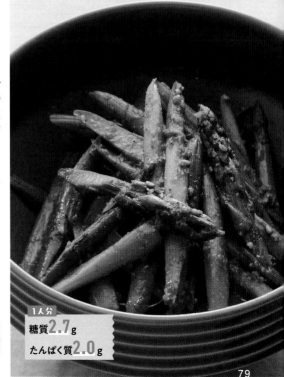

1人分
糖質 2.7g
たんぱく質 2.0g

大根

せん切りしょうがを加えてさっぱりと

大根とにんじんの甘酢漬け

材料（4人分）

大根…1/2本（500g）
にんじん…1本
塩…小さじ1 1/2
しょうが…1かけ
A
[甘酒…大さじ6
[酢…大さじ3

作り方

1 大根とにんじんは5cm程度の長さに細切りし、塩でもんで水けを絞る。

2 ボウルにAを入れて混ぜ、1を加えてあえる。

3 しょうがをせん切りにし、2に加えてあえる。

冷蔵 4〜5日	1人分 糖質 9.3g
冷凍 ✕	たんぱく質 1.0g

POINT

甘酒はアルコールを含まない米こうじタイプが◎。代謝UP効果も。

たっぷりきのこのうま味が大根にじんわり

大根ときのこのレンジ煮

材料（6人分）

大根…1/2本（500g）
しめじ…大1袋（200g）
まいたけ…1袋（120g）
ほうれん草…1束（150g）
A
[水…150mℓ
[しょうゆ…大さじ3
[みりん…大さじ2
[和風だしの素…小さじ1/2

作り方

1 大根は細切りにして耐熱ボウルに入れ、ラップをして電子レンジで5分加熱する。

2 しめじは石づきを取って小房に分け、まいたけは食べやすい大きさにほぐす。ほうれん草は4cm程度の長さに切る。

3 1に2とAを入れて混ぜ、ラップをして電子レンジで7分加熱する。

冷蔵 4〜5日	1人分 糖質 4.4g
冷凍 2週間	たんぱく質 2.1g

POINT

熱々で食べるより、一旦冷ましたほうが野菜にしっかり味がしみる。

スピード**10**分

味つけは塩昆布のみのシンプル調理

スピード大根サラダ

材料（2人分）

大根…¼本（250g）
レタス…2枚
ブロッコリースプラウト
　…½パック（15g）
塩昆布…10g
白いりごま…適量

作り方

1 大根は皮をむいてせん切りにし、スプラウトは根を落とす。

2 ボウルに**1**、塩昆布、いりごまを入れてあえる。

3 レタスをちぎって器に敷き、**2**を盛りつける。

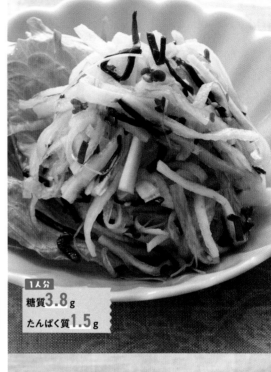

1人分
糖質 **3.8**g
たんぱく質 **1.5**g

POINT

大根は生で食べることで代謝を促進する辛味成分も逃さずとれる。

大根の甘さを生かした素朴な味

ごまたっぷり大根きんぴら

材料（2人分）

大根…¼本（250g）
にんじん…½本
米油…大さじ1
白いりごま、白すりごま
　…各大さじ½
A
┌ 酒、みりん…各大さじ2
└ しょうゆ…大さじ1

作り方

1 大根、にんじんは4cm程度の長さの細切りにする。

2 フライパンに米油を熱し、**1**を入れてしんなりするまで中火で3分ほど炒める。

3 **A**を入れて汁けがなくなるまで2分炒め、いりごまとすりごまを加えてあえる。

1人分
糖質 **10.5**g
たんぱく質 **2.3**g

POINT

大根は皮にビタミンC、葉にビタミンAが多いので捨てずに食べて。

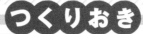

白菜

大量に作ってもすぐなくなる便利漬け

白菜の甘酢漬け

材料（4人分）
白菜…1/4株（500g）
にんじん…1/2本
塩…小さじ1
A
- 酢…大さじ3
- みりん…大さじ2
- ごま油…大さじ1/2
- 一味唐辛子…適量

作り方

1 白菜は芯と葉に分けてざく切り、にんじんはせん切りにする。

2 耐熱容器に白菜の芯、にんじん、白菜の葉の順に入れて塩をふり、ラップをして電子レンジで6分加熱する。粗熱がとれたら水けをよく絞る。

3 ボウルに**A**を入れてよく混ぜ、**2**を加えて混ぜ合わせる。

冷蔵**4〜5**日
冷凍**×**

1人分
糖質**5.9**g
たんぱく質**0.9**g

POINT

保存するときは野菜の表面にラップを密着させると味がなじむ。

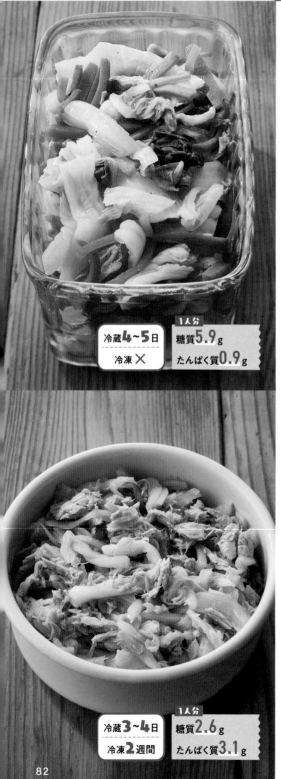

ラー油のピリ辛が全体の味を引きしめる

白菜のラー油あえ

材料（4人分）
白菜…1/4株（500g）
塩…小さじ1
A
- ツナ水煮缶…1缶（70g）
- ラー油…大さじ1 1/2
- しょうゆ…小さじ1
- ごま油…小さじ1/2

作り方

1 白菜は芯と葉に分けて細切りにする。大きめの耐熱ボウルに入れ、塩をふってもむ。

2 ラップをして電子レンジで6分ほど加熱する。粗熱がとれたら水けを絞る。

3 ボウルに**A**を入れて混ぜ合わせ、**2**を加えてあえる。

冷蔵**3〜4**日
冷凍**2**週間

1人分
糖質**2.6**g
たんぱく質**3.1**g

POINT

白菜のグルタミン酸とツナのイノシン酸でうま味倍増！

スピード10分

だしの効いた合わせ酢で酸味おだやか

白菜のごま酢あえ

材料（2人分）

白菜…3枚（240g）
塩…ひとつまみ
A
[酢…大さじ1
  白すりごま…大さじ1
  和風だしの素…小さじ1/2
  しょうゆ…小さじ1]

作り方

1 白菜は細切りにして耐熱容器に入れ、塩をふりラップをして電子レンジで4分加熱する。粗熱がとれたら水けを絞る。

2 ボウルにAを入れて混ぜ、1を加えてあえる。

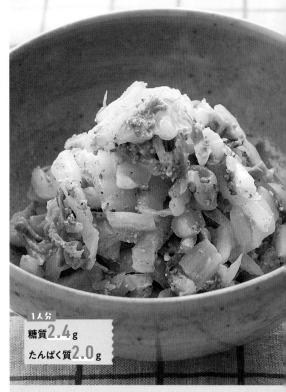

1人分
糖質 **2.4**g
たんぱく質 **2.0**g

POINT

低カロリーな白菜は芯のシャキシャキ感で食べごたえを出して。

にらを加えて彩りと風味をランクアップ

白菜とにらのじゃこナムル

材料（2人分）

白菜…3枚（240g）
にら…1/2束（50g）
ごま油…大さじ1
ちりめんじゃこ…30g
A
[しょうゆ…大さじ1
  白すりごま…大さじ1]

作り方

1 白菜は細切りにして耐熱容器に入れ、ラップをして電子レンジで3分加熱する。粗熱がとれたら水けを絞る。にらは3cmの長さに切る。

2 フライパンにごま油を熱し、じゃこを中火で炒め、1を加えて炒め合わせる。

3 Aを加えてあえる。

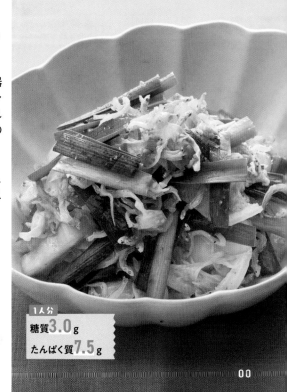

1人分
糖質 **3.0**g
たんぱく質 **7.5**g

POINT

じゃこのうま味とすりごまの風味を生かし、調味料を控えてヤセ舌に！

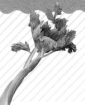

セロリ

つくりおき

カラフルな3種の野菜が目にもおいしい
セロリの彩りマリネ

材料（4人分）
セロリ…1本（100g）
にんじん…1/2本
赤パプリカ…1/2個
A
酢…大さじ2
オリーブオイル、みりん
　…各大さじ1
塩…小さじ1/3

作り方

1 セロリは葉を落とし、筋を取って斜め薄切りに、にんじん、パプリカは長さ4cmの細切りにする。

2 ボウルに**A**を入れてよく混ぜ、1を加えてあえる。

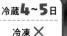
冷蔵 **4〜5日**　糖質 **3.5g**
冷凍 **×**　たんぱく質 **0.4g**

POINT

3種の野菜に共通するβ-カロテンは、オイルを使うと吸収率UP。

油揚げで和食になるセロリの新しい魅力
セロリと油揚げの和風炒め

材料（4人分）
セロリ…1本（100g）
油揚げ…2枚
ごま油…小さじ2
白いりごま…小さじ2
A
しょうゆ…大さじ1
みりん…大さじ1/2

作り方

1 セロリは葉を落とし、筋を取って斜め薄切りに、油揚げは半分に切ってから細切りにする。

2 フライパンにごま油を入れて熱し、中火でセロリを炒め、しんなりしたら油揚げを加える。

3 **A**を入れて全体にからめ、いりごまを加えて混ぜる。

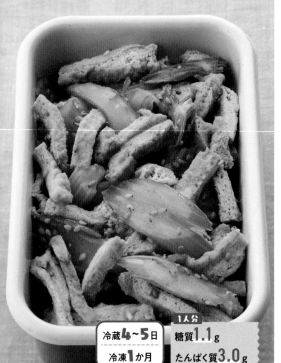

冷蔵 **4〜5日**　糖質 **1.1g**
冷凍 **1か月**　たんぱく質 **3.0g**

POINT

セロリに含まれるカリウムには余分なナトリウムを排出する作用も。

スピード**10**分

薄切りセロリのシャキシャキ食感を堪能

セロリときのこのバター炒め

材料（2人分）

セロリ…1本（100g）
まいたけ…1袋（120g）
えのきだけ…大1袋（200g）
無塩バター…10g
A
| しょうゆ…大さじ1
| 塩…少々

作り方

1 セロリは葉を落とし、筋を取って斜め細切りにし、まいたけは食べやすい大きさにほぐす。えのきは石づきを取り半分に切ってほぐす。

2 フライパンにバターを入れて熱し、中火でセロリをサッと炒め、まいたけ、えのきを加える。

3 蓋をして弱火で2分ほど蒸し焼きにし、**A**を加えて炒める。

POINT

セロリの葉にはβ-カロテンが豊富。捨てずにスープなどで活用を。

1人分
糖質**1.8**g
たんぱく質**3.1**g

苦味や独特の香りはにんにくオイルでカバー

セロリのオイル煮

材料（2人分）

セロリ…1本（100g）
エリンギ…1パック（100g）
にんにく…1かけ
オリーブオイル…大さじ2
塩…小さじ1/4
こしょう…少々

作り方

1 セロリは葉を落とし、筋を取って1cm幅に切る。エリンギはひと口大に切り、にんにくは薄切りにする。

2 フライパンにオリーブオイルとにんにくを入れて熱し、中火でセロリをサッと炒めたらエリンギを加えて炒める。

3 塩、こしょうをふって全体になじませる。

POINT

セロリの強い抗酸化作用が老化を防いで身体の中からきれいに!

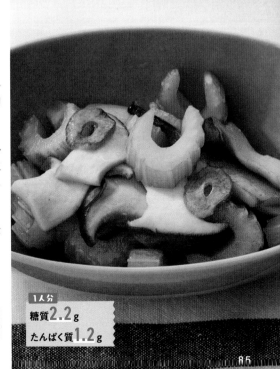

1人分
糖質**2.2**g
たんぱく質**1.2**g

ズッキーニ

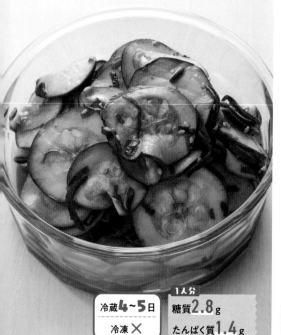

じっくり焼いたズッキーニは甘くてジューシー
ズッキーニの焼きマリネ

材料（4人分）
ズッキーニ…2本（400g）
オリーブオイル…大さじ1
A
┌ 酢、みりん…各大さじ2
│ レモン汁…大さじ1/2
└ 塩…小さじ1/2

作り方

1 ズッキーニは1cm幅の輪切りにする。

2 フライパンにオリーブオイルを熱し、中火で1を焼き色がつくまで両面焼く。

3 ボウルにAを入れてよく混ぜ、2を加えてなじませる。

冷蔵 **4~5**日	1人分 糖質 **4.6**g
冷凍 **2**週間	たんぱく質 **0.9**g

POINT

黒酢やりんご酢も◎。糖分が添加されていないものを選んで。

薄く切ることで歯ざわり軽やか＆味なじみ◎
ズッキーニの塩昆布漬け

材料（4人分）
ズッキーニ…2本（400g）
A
┌ 塩昆布…10g
│ 酢…大さじ1
│ みりん…大さじ1/2
│ ごま油…小さじ1
│ 塩…小さじ1/3
└ 白いりごま…適量

作り方

1 ズッキーニは薄切りにする。

2 食品用ポリ袋にAを入れて、1を加えてよくもみ込む。

冷蔵 **4~5**日	1人分 糖質 **2.8**g
冷凍 ✕	たんぱく質 **1.4**g

POINT

漬け込むうちにズッキーニの水けが出るので食べる前に軽く絞って。

スピード10分

こっくりした味つけが、ごはんにぴったり！

ズッキーニのみそ炒め

材料（2人分）
ズッキーニ … 1本（200g）
オリーブオイル … 大さじ1
A
みそ、みりん … 各大さじ1
おろしにんにく、レモン汁
… 各小さじ1

作り方
1 ズッキーニは縦半分にしてから薄切りにする。

2 フライパンにオリーブオイルを中火で熱し、1を入れて30秒ほど炒める。

3 Aを加えて、全体になじむよう30秒ほど炒める。

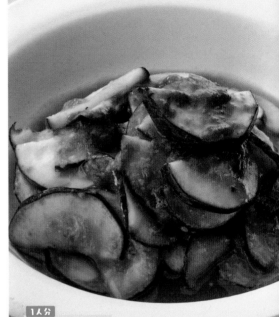

1人分
糖質 5.5 g
たんぱく質 1.9 g

POINT

ズッキーニはかぼちゃの仲間でありながら、低カロリー＆低糖質！

風味豊かなバターでまろやかな辛さに

ズッキーニの柚子こしょう炒め

材料（2人分）
ズッキーニ … 1本（200g）
水 … 大さじ2
塩 … ふたつまみ
A
無塩バター … 10g
柚子こしょう … 小さじ1/2

作り方
1 ズッキーニは薄切りにする。

2 フライパンに1、水、塩を入れて蓋をし、弱火で3分ほど蒸し焼きにする。

3 Aを加えてサッと炒める。

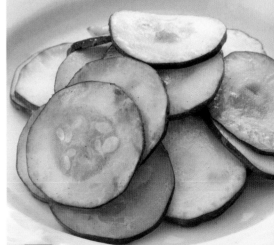

1人分
糖質 2.2 g
たんぱく質 0.9 g

POINT

焦げやすいバターは最後に加えるのがコツ。香りも引き立って◎。

ごぼう

酸味強めの甘辛味と、いりごまの香ばしさが合う

酢ごぼう

材料（4人分）
ごぼう…1本（180g）
米油…大さじ1
A
> 酢…大さじ2
> しょうゆ、みりん…各大さじ1
> 白いりごま…適量

作り方

1 ごぼうは斜め薄切りにし、5分水にさらして水けをきる。

2 フライパンに米油を中火で熱し、1を2分ほど炒める。

3 ボウルにAを入れてよく混ぜ、2を加えてあえる。

POINT

薄切りごぼうは味が早くなじみ、厚めに切ると歯ごたえを楽しめる！

| 冷蔵4〜5日 | 1人分 糖質1.7g |
| 冷凍1か月 | たんぱく質1.0g |

ついついあとをひく凝縮したごぼうのうま味

ごぼうチップス

材料（4人分）
ごぼう…1本（180g）
塩…少々
オリーブオイル…大さじ1

作り方

1 ごぼうは長さを4等分にしてピーラー（なければ包丁）で薄切りにする。サッと水にさらして水けをきる。

2 天板にオーブン用シートを敷いてごぼうを並べ、オリーブオイルを全体にかける。

3 200℃に温めたオーブンで15分焼き、取り出して塩をふる。

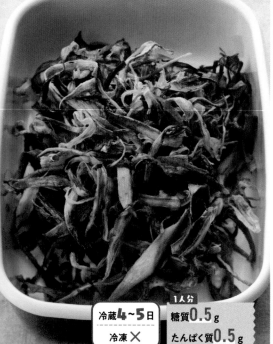

| 冷蔵4〜5日 | 1人分 糖質0.5g |
| 冷凍✕ | たんぱく質0.5g |

POINT

揚げずにオーブン焼きしてカロリーオフ。サラダのアクセントにも◎。

スピード10分

ヨーグルトとはちみつを使ったさっぱり味
ごぼうのごまサラダ

材料（2人分）
ごぼう…1/2本（90g）
にんじん…1/2本
水…大さじ1
A
黒すりごま…大さじ2
しょうゆ、酢、プレーン
　ヨーグルト…各大さじ1
はちみつ…小さじ1

作り方

1 ごぼうとにんじんは長さ5cmの細切りにし、ごぼうはサッと水にさらして水けをきる。

2 耐熱容器に1、水を入れてラップをし、電子レンジで5分加熱する。粗熱がとれたらしっかり水けをきる。

3 ボウルに**A**を入れて混ぜ、2を加えてあえる。

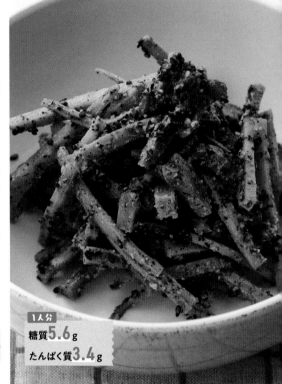

1人分
糖質**5.6**g
たんぱく質**3.4**g

POINT
ごぼうの水溶性食物繊維・イヌリンには血中脂質を下げる働きも。

桜えびの塩けがごぼうの素朴な風味と好相性
ごぼうと桜えびの和風炒め

材料（2人分）
ごぼう…1/2本（90g）
桜えび（干）…大さじ1
白いりごま…小さじ1/2
ごま油、しょうゆ…各小さじ1

作り方

1 ごぼうは斜め薄切りにし、サッと水にさらしてから水けをきる。

2 フライパンにごま油を中火で熱し、1を2〜3分炒める。

3 桜えびを加えて軽く炒め、しょうゆ、いりごまを入れてサッと炒め合わせる。

POINT
ごぼうのサポニンは肥満予防、血流改善、免疫力アップ効果あり。

1人分
糖質**0.5**g
たんぱく質**1.6**g

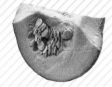

かぼちゃ

つくりおき

小気味いいナッツのカリカリ食感がアクセント

かぼちゃのナッツあえ

材料（4人分）

かぼちゃ…¼個（300g）
くるみ、アーモンド（素焼き）
　　…各30g
A
[しょうゆ、みりん…各小さじ2

作り方

1 かぼちゃは種とワタを取って
ひと口大に切って耐熱皿に並
べ、ラップをして電子レンジで
5分加熱する。

2 くるみ、アーモンドは小さめに
砕く。

3 ボウルに**1**を入れ**A**を加えてあ
える。**2**を加えてさらに混ぜる。

| 冷蔵 **4〜5**日 | 1人分 糖質**12.4**g |
| 冷凍 **1**か月 | たんぱく質**3.4**g |

POINT

ナッツは油や食塩で味つけされていないシンプルなものを選んで。

甘いかぼちゃに粒マスタードの酸味をプラス

かぼちゃのマスタードサラダ

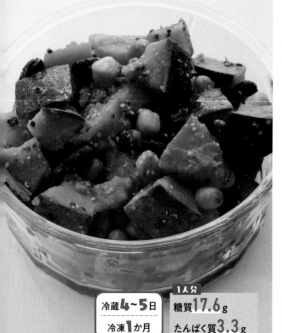

材料（4人分）

かぼちゃ…¼個（300g）
ミックスビーンズ…100g
A
[酢…大さじ1
　みりん…大さじ½
　粒マスタード…小さじ2
　しょうゆ…小さじ1

作り方

1 かぼちゃは種とワタを取って1
〜2cmの角切りにして耐熱容器
に入れ、ラップをして電子レン
ジで5分加熱する。

2 ボウルに**A**を入れて混ぜ、**1**、
ミックスビーンズを加えてよ
くあえる。

| 冷蔵 **4〜5**日 | 1人分 糖質**17.6**g |
| 冷凍 **1**か月 | たんぱく質**3.3**g |

POINT

かぼちゃを小さめに切ることで、ミックスビーンズとよくなじむ。

スピード10分

コク深いバターをまとったクセになる味
かぼちゃの洋風スティック

材料（2人分）

かぼちゃ…1/8個（150g）

バター…5g

パセリ…適量

A

　洋風だしの素…小さじ1/2
　塩…少々

作り方

1 かぼちゃは種とワタを取って長さ3〜4cmのスティック状に切って耐熱容器に入れ、ラップをして電子レンジで2分加熱する。

2 フライパンにバターを中火で熱し、**1**を入れて焼き色をつける。

3 Aを入れて全体になじませる。器に盛り、きざんだパセリをふる。

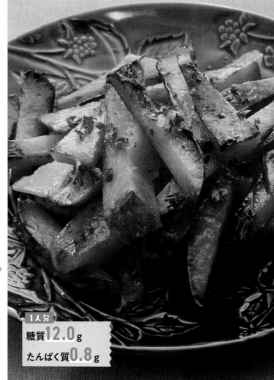

1人分
糖質**12.0**g
たんぱく質**0.8**g

POINT

かぼちゃのビタミンEが血行を促進。冷え性を解消してやせやすく！

甘さ控えめで、ごはんにも合う定番おかず
かぼちゃのきんぴら

材料（2人分）

かぼちゃ…1/8個（150g）

米油…小さじ1

白いりごま…適量

A

　しょうゆ、みりん
　　…各大さじ1/2

作り方

1 かぼちゃは種とワタを取って長さ3〜4cmの細切りにする。

2 フライパンに米油を中火で熱し、**1**を入れて3分ほど炒める。

3 Aを入れて汁けがなくなるまで炒める。器に盛って、いりごまをふる。

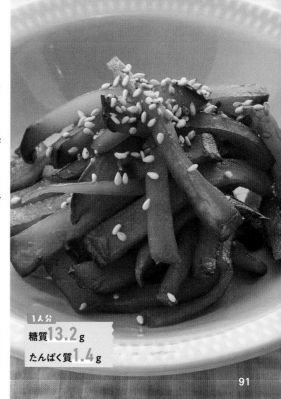

1人分
糖質**13.2**g
たんぱく質**1.4**g

POINT

かぼちゃは糖質が多めなので、主食の量を調整して！

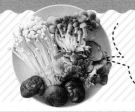

きのこ類

つくりおき

市販品よりもさっぱりおいしい、ごはんのとも
梅なめたけ

材料（4人分）
えのきだけ…大2袋（400g）
梅干し…2個
酒…大さじ1
かつお節…1パック（3g）
A
  しょうゆ…大さじ1
  みりん…大さじ1/2
  酢…小さじ1

作り方
1 えのきは石づきを取って3等分に切る。梅干しは種を取ってから細かくたたく。

2 鍋にえのきと酒を入れ、蓋をして中火で2分蒸し煮にする。

3 Aを加え、蓋をして弱火で7〜8分蒸し煮にする。火を止めて梅干しとかつお節を混ぜる。

冷蔵**1**週間
冷凍**1**か月
1人分
糖質**1.7**g
たんぱく質**2.3**g

POINT
きのこの食物繊維、キノコキトサンが脂肪の分解と燃焼を促す！

5種のきのこで食感いろいろ＆ボリューム◎
きのこの和風マリネ

材料（6人分）
しめじ…大1袋（200g）
まいたけ…1袋（120g）
えのきだけ…1袋（100g）
エリンギ…1パック（100g）
しいたけ…3個
玉ねぎ…1/2個
A
  酢…大さじ2
  しょうゆ、みりん…各大さじ1
  きざみ昆布…20g

作り方
1 しめじとえのきは石づきを取ってほぐし、まいたけはほぐす。エリンギは斜め薄切りにする。石づきを取ったしいたけと玉ねぎは薄切りにする。

2 耐熱ボウルに1を入れてラップをし、電子レンジで3分加熱する。一度取り出して混ぜ、ラップをしてさらに4分加熱する。

3 Aを混ぜて2に加え、全体を合わせてなじませる。

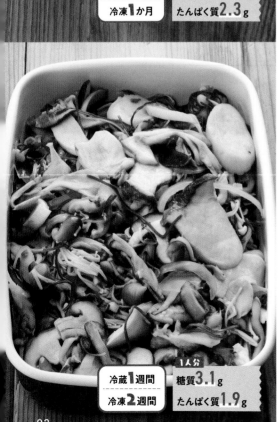

冷蔵**1**週間
冷凍**2**週間
1人分
糖質**3.1**g
たんぱく質**1.9**g

POINT
きのこは水洗いせずに香りをキープ。汚れはペーパーでふいて。

スピード10分

とことんシンプルに味わうきのこのうま味
酒蒸しきのこ

材料（4人分）
しめじ…大1袋（200ｇ）
えのきだけ…大1袋（200ｇ）
しいたけ…5個
A
　酒…大さじ1
　しょうゆ…大さじ2

作り方

1 きのこはすべて石づきを取り、しめじは小房に分け、えのきは半分に切ってからほぐす。しいたけは薄切りにする。

2 耐熱容器に**1**を入れて**A**をかけ、ふんわりとラップをして電子レンジで2分加熱する。

3 一度取り出して全体を混ぜ、再度ラップをしてさらに2分加熱する。

POINT
きのこの栄養価は天日干しすると大幅UP。1〜2時間でも効果◎。

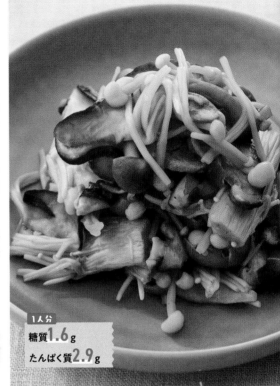

1人分
糖質**1.6**ｇ
たんぱく質**2.9**ｇ

淡泊なきのこにキムチの辛味を効かせて
きのことにらのキムチあえ

材料（4人分）
しめじ…大1袋（200ｇ）
まいたけ…1袋（120ｇ）
にら…1/2束（50ｇ）
白菜キムチ…100ｇ
A
　酒…小さじ2
　塩…ひとつまみ
B
　しょうゆ、ごま油…各小さじ1

作り方

1 しめじは石づきを落として小房にし、まいたけは小さくほぐす。にらは長さ3㎝程度に切る。

2 耐熱容器に**1**、**A**を入れて混ぜ、ラップをして電子レンジで2分加熱する。一度取り出して混ぜ、ラップをしてさらに2分加熱し、粗熱をとる。

3 キムチはみじん切りにして**2**と合わせ、**B**を加えてよく混ぜる。

POINT
発酵食品のキムチ、食物繊維が豊富なにらをプラスして便秘撃退！

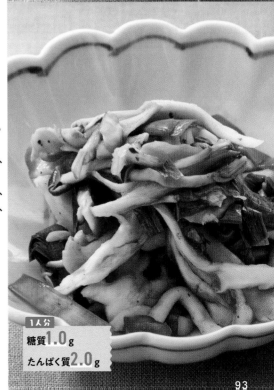

1人分
糖質**1.0**ｇ
たんぱく質**2.0**ｇ

＼ダイエット効果をさらに高める！／
からだ想い スープ＆みそ汁

一杯で満腹感が得られる汁ものには、不足しがちなビタミン、ミネラル、食物繊維を補える
メリットも。具材は乾物や野菜室に余った野菜を活用して、お手軽に♪

スープ

すりおろし にんじんのスープ

野菜がなめらかで
消化にいい

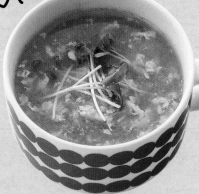

材料（2人分）
にんじん…1本
玉ねぎ…1/4個
卵…1個
かいわれ菜…1/2パック
水…400㎖
中華スープの素…小さじ2
塩、こしょう…各少々

作り方
1 にんじんと玉ねぎはすりおろし、かいわれ菜は半分に切る。

2 鍋に水、中華スープの素を入れ、煮立ったら1を入れて再び煮立たせる。

3 卵を溶いて回し入れ、塩、こしょうで味を調える。

きのこと海藻の デトックススープ

食事がわりになる
ボリューム

材料（2人分）
しめじ…1袋（100g）
えのきだけ…1/2袋（50g）
乾燥わかめ…5g
糸寒天…3g
中華スープの素…小さじ2
白いりごま…適量
水…400㎖

作り方
1 しめじとえのきは石づきを取って、ほぐす。

2 鍋に水と1、わかめ、糸寒天、中華スープの素を入れてひと煮立ちさせる。

3 器に盛って、いりごまをふる。

ピリ辛キムチの みそスープ

にんにくの香りが
食欲を刺激

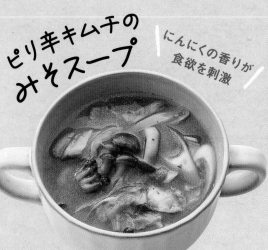

材料（2人分）
白菜キムチ…60g
しめじ…1袋（100g）
玉ねぎ…1/4個
長ねぎ…1/4本
おろしにんにく…小さじ1
水…400㎖
ごま油…適量
A
［みそ、酒…各大さじ1

作り方
1 しめじは石づきを取って小房に分け、玉ねぎと長ねぎは薄切りにする。

2 鍋に水、1、おろしにんにくを入れて煮立たせる。

3 Aを入れ、火を止めてからキムチを加えてごま油を回しかける。

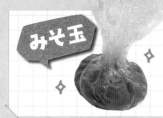

みそ玉 つくりおきすれば、お湯を注ぐだけ！

材料（作りやすい分量・4個分）

好みのみそ … 60g
和風だしの素 … 大さじ1

作り方

みそと和風だしの素をしっかり混ぜ合わせる。4等分し、1個ずつラップに包む。

みそ汁

もずくみそ汁

とろみで
サラッと飲める

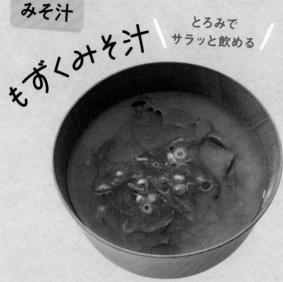

材料（1人分）

みそ玉 … 1個
もずく … 30g
小ねぎ … 適量
熱湯 … 150ml

作り方

1 おわんにみそ玉、もずく、小口切りにした小ねぎを入れる。

2 熱湯を注ぐ。

滋味深い甘み

切り干し大根とほうれん草のみそ汁

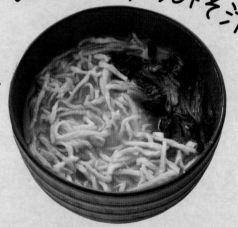

材料（1人分）

みそ玉 … 1個
冷凍ほうれん草 … 20g
切り干し大根 … 10g
熱湯 … 150ml

作り方

1 おわんにみそ玉、ほうれん草、切り干し大根を入れる。

2 熱湯を注ぐ。

ダブル海藻で
デトックス効果抜群！

糸寒天とわかめのみそ汁

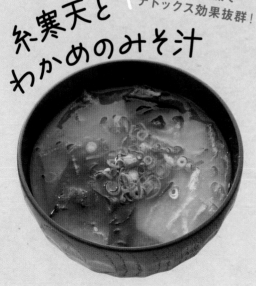

材料（1人分）

みそ玉 … 1個
糸寒天 … 2g
乾燥わかめ … 2g
小ねぎ … 適量
熱湯 … 150ml

作り方

1 おわんにみそ玉、糸寒天、わかめ、小口切りにした小ねぎを入れる。

2 熱湯を注ぐ。

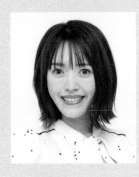

松田リエ（まつだ・りえ）

看護師・保健師・ダイエット講師。Belle Lus株式会社代表取締役。一般社団法人Belle Life Style協会 代表理事。1986年生まれ。2児のママ。看護師としてがん患者のケアを担当後、保健師として成人の健康教育やメタボリックシンドローム、糖尿病患者への保健指導を行う。自身が食事改善だけで12kgやせた経験を活かし、食べやせダイエット専門講師として起業。受講生3300名以上をダイエット成功に導く。著書に『ずぼら瞬食ダイエット』（小学館）、『1日1杯でデブ味覚をリセット！やせ調味料ダイエット』（マガジンハウス）などがある。趣味は温泉旅行。「休日に家族とスーパー銭湯に行くのが、最近のリラックス法です」

Instagram：@matsuda_rie8
YouTube：松田 リエⅡおうちで食べ美

STAFF

デザイン・イラスト／大塚さやか
撮影／廣瀬靖士
料理監修・スタイリング／大林久利子（栄養士）
料理監修・栄養成分計算／尾形明莉（管理栄養士）
調理アシスタント／尾畑典子
取材・文／廣瀬亮子
校閲／滄流社
編集／芹口由佳

ずぼらやせ！瞬食ダイエット つくりおき&スピード10分おかず152

著　者	松田リエ
編集人	岡本朋之
発行人	倉次辰男
発行所	株式会社 主婦と生活社

〒104-8357　東京都中央区京橋3-5-7
tel.03-3563-5130（編集部）
tel.03-3563-5121（販売部）
tel.03-3563-5125（生産部）
https://www.shufu.co.jp
ryourinohon@mb.shufu.co.jp

製版所	東京カラーフォト・プロセス株式会社
印刷所	TOPPANクロレ株式会社
製本所	共同製本株式会社

ISBN978-4-391-16044-4